Preparación de comidas para bajar de peso

Nuevas formas de preparación de platillos semanales y comida saludable, desarrolla tu plan de dieta para bajar de peso con una estrategia alimentaria adecuada

Amanda Davis

Derechos de Autor del Texto © [Amanda Davis]

Aviso Legal

La información contenida en este libro y su contenido no está diseñada para reemplazar o tomar el lugar de cualquier forma de consejo médico o profesional; y no pretende reemplazar la necesidad de asesoramiento o servicios médicos, financieros, legales u otros servicios profesionales independientes, según sea necesario. El contenido y la información de este libro se han proporcionado únicamente con fines educativos y de entretenimiento.

El contenido y la información contenidos en este libro han sido compilados a partir de fuentes consideradas confiables, y es precisa según el conocimiento, información y creencia del autor. Sin embargo, el autor no puede garantizar su precisión y validez y no se hace responsable de los errores u omisiones. Además, se realizan cambios periódicamente en este libro de ser necesario. Cuando sea apropiado y/o necesario, se debe consultar a un profesional (incluidos, entre otros, médicos, abogados, asesores financieros u otro asesor profesional) antes de utilizar cualquiera de los remedios, técnicas o información sugeridos en este libro.

Al usar el contenido y la información contenida en este libro, se acepta eximir al Autor de cualquier daño, costo y gasto, incluidos los honorarios legales que puedan resultar de la aplicación de la información proporcionada por este libro. Este deslinde de responsabilidad se aplica a cualquier pérdida, daño o lesión causada por el uso y la aplicación, ya sea directa o indirectamente, de cualquier consejo o información presentada, ya sea por incumplimiento de contrato, agravio, negligencia, lesiones personales, intención criminal o por cualquier otra causa de acción.

Usted esta de acuerdo en aceptar todos los riesgos de usar la información presentada en este libro.

Usted acepta que, al continuar leyendo este libro, que cuando sea apropiado y/o necesario, deberá consultar a un profesional (que incluye, entre otros, a su médico, abogado o asesor financiero u otro asesor, según sea necesario) antes de usar cualquiera de los remedios sugeridos, técnicas o información en este libro.

Tabla de Contenido

Capítulo 7 Plan para la Comida

Ensalada de Pollo, Fresa y Arroz Negro

Arroz de Coliflor Y Pollo al Ají

Ensalada de Brócoli con Semillas Tostadas

Ensalada de Frijoles Blancos y Tomate con Aderezo Balsámico

"Tazón" de Bandeja de Muslo de Pollo con Verduras Asadas

Ensalada Fría de Fideos Soba con Anacardos, Zanahoria y Tofu

Ensalada de albahaca, tomate y Halloumi con Cos y Pepino

Paquetes de Cobertura Preparada para Obleas de Arroz

Bolas de Carne de Cordero Picada con Salsa de Yogur y Pepino

Envolturas Integrales de Salmón Ahumado y Aguacate

Ensalada Fría de Atún y Pasta

Sándwiches Calientes de Atún, Maíz y Queso (para días de trampa y antojos)

Batatas Rellenas

Pollo a la Parrilla con Batatas y Espárragos

Tazón de Arroz Integral y Atún

Capítulo 8 Plan para la Cena

Ensalada Arcoíris de Pollo

Pila de Verduras con Queso Feta y Menta

Pastel de Sheppard con Inspiración Mexicana

Acelga Suiza y Pastel de Ricotta Sin Corteza

Ensalada De Filete Y Zoodle

Pescado Empanizado Para El Congelador

Curry de Judías Verdes, Papas y Guisantes

Pescado Hervido con Coco con Maní y Verduras Asiáticas

Paquete de Filete Marinado para Congelador

Paquetes de Cerdo Marinado

Salsa para Pasta Preparada: Tomate

Saludable Cordero Al Curry Con Cuscús

Salmón Con Mango Y Lentejas

Sopa de Pollo para Congelador

Salsa para Pasta Preparada: Pesto

Salsa para Pasta Preparada: Champiñones Cremosos

Paquetes de Tacos para Congelador

Paquetes de Pollo Empanizado para Congelador

Arroz Integral Vegetariano Salteado con Pollo y Vegetales

Rollos de Sushi de Quinua Preparados

Brochetas de Cordero y Cebolla Roja

Hamburguesas Vegetarianas

Sopa para Congelador (Calabaza Y Coco)

Guiso de Lentejas Picantes con Puré de Camote y Cilantro

Capítulo 9 Plan para Postres

Kebab de Frutas

Mangos Asados

Higos Con Yogurt

Pops de Fresa y Sandía

Bolas de Canela y Almendras

Choco Frosty

Brownies de Aguacate

Sorbete de Mezcla de Bayas

Pudín de Almendras y Chía

Galletas de Chocolate y Cacahuate

Macarrón de Chocolate

Helado de Moca

Ensalada De Frutas

Pops de Zarzamora

Banana Split de Mantequilla de Maní

Strudel de Manzana

Parfaits de Calabaza

Bolas de Mantequilla de Maní

Helado de Higos, Coco y Moras

Tarta de Queso con Arándanos en Capas

Galletas de Fudge de Chocolate

Tarta de Manzana

Tazas de Chocolate con Caramelo Salado

Helado de Menta y Aguacate Cremoso con Chispas de Chocolate

Brownie en Taza

Helado de Mantequilla de Maní con Proteína

Budín de Frambuesa y Chía

Budín de Chía y Chocolate

Bomba Proteínica de Tarta de queso

Helado de Matcha

Duraznos a la Plancha

Ensalada De Frutas

Choco Banana Bites

Arándanos Con Yogurt

Helado de Chocolate y Frambuesa

Pops de Mocha

Capítulo 10 Plan de Bocadillos

Dip de Cangrejo

Bolas de Espinaca Simples

Dip de Espinacas y Ajo

Aperitivo de Champiñones

Palitos de Pan Simples

Albóndigas Italianas

Alitas de parmesano

Palitos de Queso

Sabrosos Palitos de Brócoli

Placer de Tocino

Conclusión

Introducción

¡Cocineros, bienvenidos! Si tienes el objetivo de perder peso y adelgazar, has comenzado en el lugar correcto, ya que la preparación de comida realmente puede ayudarte a alcanzar tus objetivos. Hay algo en el ser organizado y dedicado que hace que realmente quieras comprometerte con tus objetivos y comer los alimentos que sabes que te llevarán a tu peso más saludable hasta el momento.

Estas recetas no son recetas "dietéticas" son recetas saludables, nutritivas, abundantes y sabrosas. No creo que debas eliminar grupos de alimentos o privarte para perder peso. De hecho, comer adecuadamente, comer lo suficiente y comer alimentos que te satisfagan resultará en una pérdida de peso que puedas mantener y sostener. Por lo tanto, si estás buscando una dieta o estilo de alimentación en particular, ¡entonces este podría no ser el libro para ti! Pero espero que así sea, ya que sé que te encantarán estas recetas tanto como a mí.

¡Oh, debería agregar un poco sobre mí! No soy nutrióloga ni dietista. ¡Pero soy alguien que ha perdido peso con éxito a través de una alimentación sana y sensata y, por supuesto, de la preparación de comidas! Quiero transmitir mis recetas y mi conocimiento de la preparación de platillos para que tú también puedas experimentar el mismo éxito y beneficios para la salud.

Consulta a tu médico o nutriólogo para asesoramiento y orientación si estás buscando perder grandes cantidades de peso, o si tienes problemas de salud que podrían verse afectados debidos cambios en tu dieta. Este libro es una guía amigable y de apoyo para ayudarte a perder peso de manera saludable, sin cambios extremos ni privaciones.

¡Ahora, adentrémonos en los detalles de preparación de platillos!

Capítulo 1

¿Qué es el Preparar una Comida?

Preparar una comida es el arte de hacer tus comidas la noche (o algunas noches) antes de comerlas. Por lo general, implica preparar algunas porciones de cada comida, empacarlas en recipientes herméticos y guardarlas en el refrigerador. Muchas personas preparan sus comidas en estos días, porque ahorra tiempo, fomenta una alimentación saludable y controla las porciones. A veces, la comida está completamente preparada y cocinada en su totalidad antes de guardarla en el refrigerador o congelador hasta que se necesite. Mientras que otras veces, las comidas se preparan solo parcialmente, por lo que se pueden cocinar justo antes de ser comidas. Por ejemplo, puedes preparar lasaña cocinando las salsas y colocándolas en capas antes de cubrirlas y guardarlas en el refrigerador, crudas. Luego, colocando la lasaña en un horno precalentado antes de comer la noche siguiente. Cualquiera sea el método de preparación que elijas, ¡es una excelente manera de administrar tu tiempo y dieta!

La preparación de comidas es un nuevo concepto para los cocineros ocupados que les ayuda a planificar la semana con comidas previamente programadas y con ingredientes de acceso rápido.

Todo el mundo tiene una sobrecarga de horarios en estos días, especialmente si trabajas a tiempo completo, niños por llevar a la escuela, de la casa a la escuela, práctica de fútbol y teatro, obligaciones laborales fuera del horario laboral, comidas para cocinar y una casa por limpiar.

¿Acaso no te sientes abrumado y cansado?

Los fundamentos de la preparación de comidas funcionan así.

Planea los menús de la semana para el desayuno, la comida y la cena. Agrega refrigerios si lo deseas, tenemos muchos en el último capítulo.

Haz la lista de ingredientes para la semana.

Compra los ingredientes y contenedores de almacenamiento adecuados.

Cocina todo en una tarde, generalmente toma dos horas o menos.

Refrigera y congela los contenidos en los paquetes, etiquetando cada uno.

Cuando estés listo para comer, los calientas y sirves.

Acabas de eliminar al menos seis horas de trabajo a la semana, has disminuido el gasto y seguido una dieta alta en proteínas y baja en carbohidratos.

¡Hurra! ¡Victoria!

Beneficios de la Preparación de Comidas

Al principio, la preparación de comidas puede parecer mucho trabajo que requiere toda una tarde de fin de semana, un tiempo muy preciado en mi hogar. Hay tantos beneficios emocionantes de preparar comidas que no estoy muy segura por dónde empezar. Aquí hay algunos para tu consideración:

Tu tiempo de cocina se reducirá hasta en un 75 por ciento, una vez que lo domines y lo conviertas en un hábito personal.

Tu cuenta de supermercado se reducirá instantáneamente. Una de las razones es porque estás comprando a granel y todo a la vez. Otra de las razones es el factor de impulso. ¿Alguna vez ha ido a una tienda de comestibles por solo un artículo y has regresado a casa con un montón de compras innecesarias, todo porque tenías hambre?

El uso de los conceptos de preparación de comidas te permite saber qué estás comiendo el tamaño de porción correcto. Comer fuera es demasiado tentador para comprar las opciones de cena equivocadas, y comer las sobras para no tener que guardarlas sigue siendo comer en exceso.

Con el tiempo extra que ganas al comer adecuadamente y preparar tus comidas una vez por semana, ahora puedes agregar el plan de ejercicio a tu día que siempre quisiste empezar, pero que nunca tuviste el tiempo suficiente.

El Equipo Necesario

Ten en cuenta que este equipo es útil, pero no necesario. Todo se puede cocinar en una estufa, usando una sartén u ollas. Los cuchillos se pueden usar para cortar y los platos pueden funcionar como tablas de cortar. Sin embargo, dado que el objetivo de la preparación de comidas es ahorrar tiempo y dinero, estos electrodomésticos se pagan solos de muchas maneras.

Una Olla de Cocción Lenta

Este atemporal artefacto te permite cocinar y descansar al mismo tiempo. Aunque solo hay algunas recetas de olla de cocción lenta en estas páginas, estas no serán las únicas recetas que prepararás. Si usas una olla eléctrica en el día de cocción, puedes usar un corte de carne más grande y menos costoso. Esto puede ser un verdadero ahorro.

Sartenes a Prueba de Horno y Antiadherentes

Lo más probable es que si alguna vez cocinas tienes una sartén o dos. En este libro de cocina, nos esforzamos por estropear la menor cantidad de platos posibles. Algunas de las recetas requieren un dorado y luego horneado. Una sartén a prueba de horno puede hacer ambas cosas, eliminando un plato más para lavar.

Al menos 3 tazones para mezclar en tamaños grandes, medianos y pequeños

Es probable que tenga estos, pero no todos los tienen. A medida que duplicas o triplicas las recetas cuando cocinas, necesitarás más de un tamaño y más de uno en cantidad.

Una Licuadora

Algunas sopas saben mejor cuando se mezclan en un puré cremoso. Siempre es más fácil y sabroso mezclar los aderezos para ensaladas, en lugar de batirlos a mano en un tazón. No tienes que comprar un modelo costoso, ya que 5 o 6 configuraciones serán suficientes para las instrucciones de mezcla que hemos incluido.

Un Procesador de Comida

Cuando estás preparando varias comidas, usar un procesador de alimentos para picar, cortar en rodajas y en dados ahorra tanto energía como tiempo. Los alimentos también son más saludables. ¿Sabías que el queso rallado comprado puede incluir 10 por ciento de pulpa de madera, comúnmente llamada aserrín? Cuando compras 10 libras de queso, recibes ocho libras de queso y dos libras de aserrín. Además, ¡lo estás comiendo! Cuida tu salud cortando tus propios bloques de queso con el procesador de alimentos. Puedes congelarlo para su uso posterior y conocer el contenido de lo que estás comiendo.

Cuchillos afilados de buena calidad

Los cuchillos afilados hacen que el corte sea más rápido y ayudan a evitar que te lastimes presionando demasiado.

Tablas de Cortar

Las tablas de cortar vienen en varios materiales y tamaños. Protegen las superficies y permiten que el aire circule debajo mientras los productos horneados se enfrían.

Ten en cuenta que los materiales de una tabla de cortar determinarán su limpieza. Por ejemplo:

Las tablas de cortar de bambú son autocurativas. Esto permite que los cortes hechos por cuchillos se curen solos. Las tablas de cortar de bambú son muy buenas para los cuchillos, ya que no las desafilan con rapidez. El bambú es un material poroso, que permite que las bacterias se filtren en los cortes. Incluso desinfectar inmediatamente después del uso nunca eliminará los gérmenes que se han acumulado en una tabla para cortar de madera.

Frascos de conservas de vidrio con tapas, de 1/8 de galón y ¼ de galón

¡Uno de los secretos menos conocidos es que la ensalada almacenada en un frasco Ball o Mason con una tapa hermética se mantendrá fresca en el refrigerador durante siete días completos! Esto hace que la ensalada de la cena, almacenada en un frasco de un 1/4 de galón, sea fácil de colocar en platos para servir. Las ensaladas almacenadas en frascos de 1/8 de galón son perfectas para llevar en una bolsa térmica para un almuerzo saludable. El aderezo para ensaladas se puede incluir en el frasco y aún estará fresco.

Contenedores de papel de aluminio

Estos pueden ser caros, pero las tiendas de dólar tienen un precio mejor que las tiendas de comestibles. Compra los recipientes que incluyen tapas, tamaños para hornear y tamaño individual.

Contenedores de plástico

Usa los recipientes de preparación de alimentos diseñados a medida para la preparación de comidas. Estos no tienen BPA, se distribuyen en los tamaños de porción correctos y son económicos. Son aptos para lavavajillas, congeladores y pueden usarse en el microondas. Compra suficientes recipientes para que todos los miembros de tu familia coman tres comidas al día durante una semana. También necesitarás bolsas con cierre tipo zip para congelador, pequeñas y pequeñas. Usar los envases de crema batida o los recipientes de mantequilla pueden ser menos costoso, pero no están diseñados para calentarse en el microondas ni para almacenarse a largo plazo en el congelador.

Capítulo 2

Macronutrientes y Comida Saludable

Los macronutrientes que constituyen nuestra dieta son:

Carbohidratos: también llamados carbohidrato de carbono, azucares y más comúnmente, son la primera fuente de energía. también contienen fibras, las cuales definiremos mas adelante.

Grasas: los ácidos grasos, también llamados "grasas" son moléculas que forman a la grasa orgánica. Juegan u rol importante en la constitución de las membranas celulares, producción de energía y la temperatura del cuerpo, y mas generalmente en el metabolismo de los seres humanos.

Proteínas: son moléculas esenciales para la vida de las células y la constitución de tejido humano (músculos, pelo, pie, etc.).

Los macronutrientes son moléculas que proveen energía a nuestro cuerpo o que participan directa o indirectamente en el metabolismo. Son llamados "macro" para poder diferenciarlos de los micronutrientes como las vitaminas, minerales, enzimas, etc.

Carbohidratos

Es la fuente principal de energía del cuerpo.

Como habas adivinado, se trata de azucares, y si azucares, siempre los necesitaremos. Todo depende de a que azúcar darle prioridad, y ahí, se vuelve más complicado.

En teoría, estos son los azucares a los cuales favorecer a la expensa de azucares simples, ¡pero eso no te ayuda mucho!

¿Cuáles son las comidas basadas en azucares complejos y aquellas basadas en azucares simples?

Los azucares simples tienen un alto índice glicémico (glucosa y sacarosa…) están presentes en dulces, postres, azúcar blanca clásica, muchos platillos preparados, salsas (cátsup, salsa BBQ, dulce y agria).

Los azucares complejos, por otro lado, tienen un índice glicémico bajo; están presentes en cereales (¡atención! Granos enteros) y legumbres.

El azúcar en las frutas también es una excelente fuente de energía, pero no debemos olvidar que la fructuosa primero debe ser tratada en el hígado antes de ser usada por el cuerpo, y no puede ser parte de los azucares complejos, es la llamada azúcar rápida, , pero no tiene un nivel demasiado alto de índice glicémico, (IG: 20 contra 100 por glucosa), lo que la diferencia especialmente de la glucosa clásica es que el consumo de carbohidratos se complementa con una contribución de fibra, minerales y vitaminas.

LOS PRÓTIDOS

En lenguaje común usualmente tendemos a llamarlos "proteínas", pero esto es u abuso de lenguaje, y si, de hecho, los prótidos es una clase de "grupo familiar" de las proteínas, aminoácidos y péptidos.

Cuando hablamos de proteínas "protiderotidas" inmediatamente pensamos en nuestros musculo, y si están bien formados, pero no debemos olvidar que también están hechos 70% de agua, además el contenido de agua de nuestro cuerpo representa un promedio del 65% de nuestra masa, pequeño paréntesis.

Regresando a nuestras proteínas, excepto los músculos (miosina, actina, mioglobina), también están presentes en nuestro cabello, uñas, piel (queratina), pero también en nuestras células rojas de la sangre (globina).

Estos proveen una multitud de funciones en nuestras células:

Renovación de células

Papel de protección (cabello, uñas, piel)

función fisiológica (transmisión de información, digestión, defensa inmune)

Rol Secundario de energía (después de los carbohidratos)

Y también es nuestra única fuente de nitrógeno (esencial para la vida), y si es un elemento presente que conecta los aminoácidos entre sí.

Las proteínas son de origen animal o vegetal (leguminosas, cereales)

Contrario a muchas ideas, la proteína de los vegetales no son de menor calidad que las proteínas de animales, todo lo contrario.

En efecto, las proteínas animales también contienen las llamadas grasas saturadas (hablaremos de esto después), favoreciendo el gane de peso, riesgos cardiovasculares y la formación de coágulos, por el contrario, las proteínas vegetales son ricas en fibra sin ningún tipo de grasa saturada.

LIPIDOS

A pesar de su demonización, es un macronutriente esencial primordial para nuestra funcionalidad correcta.

Los lípidos son u importante fuente de energía, son esenciales para regular la temperatura del cuerpo, y mas importante, son uno de los mayores constituyentes de las membranas y el sistema nervioso, en efecto los lípidos rodean y fortalecen nuestra linfa.

¡Por otro lado, no todos los lípidos tienen la misma calidad!

Aquí es donde se diferencian, siempre y de nuevo, las grasas buenas y malas, por lo que distinguimos diferentes tipos de ácidos grasos: saturados, monoinsaturados o poliinsaturados.

¡Saturado = para limitar! Aumentan el riesgo cardiovascular como se indicó anteriormente (contenido en carnes grasas, salchichas, mantequilla o crema, galletas de grasas vegetales y platos industriales).

Monoinsaturados = también llamados omega-9 contenidos en semillas oleaginosas (almendras, avellanas, nueces ...) y aguacate.

Polinsaturados = estos son omega 6 y 3, estos son ácidos grasos esenciales, nuestro cuerpo no puede sintetizarlos, contribuyen al buen funcionamiento de nuestro sistema cardiovascular, algunos estudios han demostrado que los ácidos grasos omega-3 promueven la lipólisis (provisión de grasa para proporcionar energía al cuerpo) no es hermoso, así que no dudes en consumir aceites vírgenes prensados en frío (aceite de oliva, colza), también en pescado azul, pero no puedo recomendarte que lo consumas, ya que con demasiada frecuencia contienen metales pesados tales como el mercurio, y especialmente para nuestra biodiversidad y ética, es mejor dejarlos donde están, era el pequeño paréntesis ético.

Las macros de un individuo se calculan como un porcentaje del total de calorías consumidas. Entonces, por ejemplo, si eres una persona activa de mediana edad y 60k de peso que va al gimnasio regularmente y sigue una dieta de 1600 calorías, necesitas que el 40% de tus calorías provengan de carbohidratos, el 30% de proteínas y 30% de grasas.

Estas proporciones serían normales para aquellos que no entrenan para ganarse la vida, o para personas que son activas, pero no para los atletas de resistencia. Así se verían esos cálculos:

1600 x 0.40 = 640 calorías de carbohidratos

1600 x 0.30 = 480 calorías de proteína

1600 x 0.30 = 480 calorías de grasa

Para convertir esas cifras de calorías en gramos, los carbohidratos y las proteínas se dividen entre 4, porque los carbohidratos y las proteínas proporcionan 4 calorías por gramo", y las grasas entre 9, porque las grasas aportan 9 calorías. por gramo. Así es como funcionarían esos cálculos:

640/4 = 160 gramos de carbohidratos

480/4 = 120 gramos de proteína

480/9 = 53 gramos de grasa

La proporción de macros cambiará según tus objetivos. Es importante tener en cuenta tu nivel de actividad y el tipo de ejercicios que realizas.

Por ejemplo, si estás entrenando fuerza necesitarás aumentar tu ingesta de proteínas para facilitar la recuperación muscular y prevenir lesiones. Si bien te enfocas más en cardio, tendrás que aumentar los carbohidratos para evitar el desgaste de las reservas de glucógeno.

¿CUAL ES LA FORMA MAS FACIL DE CALCULAR TUS PROPIOS MACROS?

Cuando ingresas tus daos en una calculadora de macros en línea: edad, estatura, peso, sexo, nivel de actividad, peso objetivo, frecuencia e intensidad con la que levantas pesas. Si es Fits Your Macros, que también pregunta cuándo deseas alcanzar tus objetivos, o Healthy Eater, que es más simple, pero produce cálculos similares.

Los Beneficios de Contar Macros

Se trata de obtener la cantidad correcta de cada uno, para no quedarse corto o exceder las necesidades de tu cuerpo. Al lograr ese equilibrio, tu cuerpo funcionará en su nivel más alto y se recuperará adecuadamente. También activa otros sistemas como el inmunitario, el digestivo y el sueño. "Es como un grupo de trabajadores en el que todos hacen su trabajo para que todo el cuerpo trabaje a su máximo rendimiento".

Está claro que este "trabajo" depende de tu nivel de actividad y tus objetivos. "Si eres un atleta, las macros son muy importantes. Además, si comes ajustándote a tus macros, no tienes que eliminar ningún grupo importante de alimentos ni privarte de nada".

Pero si deseas perder grasa, ganar músculo, es muy importante tener en cuenta la fuente y la calidad de los alimentos que comes. "He visto personas que cuentan las macros que se llenan de donas porque 'se ajusta a sus macros', pero rinden menos y se sienten peor que si hubieran optado por batatas u otros tipos de carbohidratos", agrega.

LO MALO ACERCA DE CONTAR MACROS

En una dieta IIFYM, lo importante no es privarse de algo, sino alimentarte para que tu cuerpo funcione de la manera más efectiva. Pero contar macros puede llevar tiempo. No solo tienes que conocer las proporciones, sino que también debes medir los alimentos en una escala adecuada. Entonces, si te sientes perezoso para pesar todo lo que comes, contar macros no está hecho para ti.

Además, monitorear, rastrear y pesar todo lo que comes puede crear una relación poco saludable con los alimentos. Cada vez que aumentan los números y te gusta controlar tu dieta. Pero si has sufrido trastornos alimenticios en el pasado, contar macros probablemente no sea una buena idea.

Como cualquier otra dieta, contar macros no es un remedio. Puede ayudarte a hacer que el cuerpo funcione de manera muy efectiva, e incluso sirve para alcanzar ciertas metas, pero recuerda que lo más importante es la calidad de lo que comes. Como atleta, sabes que la dieta es solo una parte de la ecuación, por lo que lo mejor es lo que mejor se adapta a tu estilo de vida y, por lo tanto, logras mantenerlo a largo plazo.

Capítulo 3

El Éxito en Preparar una Comida

Utiliza el congelador

Las comidas preparadas congeladas son un salvavidas durante tiempos ocupados y caóticos. Una buena manera de utilizar el congelador es doblar la receta para una comida en particular y poner la mitad de la porción en el refrigerador para el día siguiente, y poner la otra mitad en el congelador para después. estarás complacido de hacerlo, ¡especialmente durante periodos cuando tu horario de preparación de comidas está tambaleándose!

Mantén tus macros en mente: proteínas, carbohidratos, grasas

No quieres sentarte a comer tu comida preparada solo para darte cuenta de que se demasiado llenador o no lo suficientemente satisfactorio debido al desbalance de macros. Recuerda incluir una porción de proteínas, algunas grasas buenas, y algunos carbohidratos saludables en granos para u nivel optimo de energía y saciedad. La mayoría de las recetas en este libro tienen un gran balance de macros, pero puedes ajustarlos para adaptarlos a tus necesidades y preferencias.

Abastécete de no perecederos llenos de sabor

Hierbas, especias, vinagres, aceites, y saborizantes naturales pueden convertir cualquier platillo simple en una sabrosa obra de arte, con muy pocas calorías añadidas. Es más, duran mucho tiempo en la alacena así que no necesitas preocuparte de ocuparlos todos antes de su fecha de expiración. Disfruta de una gran cantidad de ingredientes naturales que dan sabor para tener en tu caja de preparación de comidas. Esto significa que puedes usar simples ingredientes básicos y ajustar los sabores con la adición de condimentos saludables y bajos en calorías.

Invierte en equipo de almacenamiento

Esto es algo importante. Para preparar exitosamente, necesitas contenedores para guardar tus alimentos. Plástico de alta calidad o contenedores de cristal con las tapas correctas son ideales, especialmente si puedes encontrar un set que incluya diferentes tamaños. Contenedores pequeños de una sola porción son realmente prácticos para desayunos como pudin de avena y chía, y bocadillos como frutas y mezclas de nueces. Tazones de pírex que tengan tapas de cerrado al vacío son ideales para ensaladas grandes y sopas. Visita la tienda y encuentra algunos value packs, destina una caja especial, cajón o espacio en la alacena especialmente para tus contenedores de preparados de comida.

Se creativo con el color

Durante mi propio viaje de preparación de comidas, descubrí que usar colores brillantes y variados realmente me ayudó a entusiasmarme con la preparación y las comidas preparadas. Una pila de repollo rojo con pimientos rojos brillantes y un poco de cilantro verde vibrante, ¡hermoso! Ricos granos de maíz amarillo, frijoles negros como la tinta, chile rojo brillante y aguacate verde pálido, se ve tan increíble como sabe. Si eres como yo, te encantará preparar comidas hermosas y frescas para llenar tus recipientes. Frutas frescas, verduras, hierbas y ricas especias son las mejores fuentes de color comestible.

Predice tus antojos y prepáralos debidamente

Si no tienes ganas de comer una comida en particular, no la prepares. No pienses que debes comer cierto tipo de plato simplemente porque parece la opción más saludable. ¡Puedes hacer cualquier plato saludable! Incluso si es tradicionalmente una comida chatarra. Por ejemplo, encontrarás recetas para hamburguesas y pastas en este libro, pero son versiones nutritivas que se ajustan a tus planes de pérdida de peso. Si tienes ganas de platos más dulces, ¡prueba una deliciosa avena con dátiles para el desayuno! Si tienes ganas de comer algo más pesado para la cena (el cansancio, las hormonas y la indulgencia excesiva pueden hacernos desear comidas reconfortantes), elije una receta para la cena con batatas y frijoles para llenarte. ¿La línea de fondo? ¡Prepara los alimentos que quieres comer esa semana en particular! De esta manera, evitarás buscar otros alimentos o refrigerios para satisfacerte entre comidas.

Haz un plan y apégate a él

Aquí es donde debes ser un poco estricto y estructurado. Decide un día para completar tu preparación, aparta el tiempo y cúmplelo. ¡Haz tus compras el mismo día para que tus productos y carnes estén frescos, luego reserva un par de horas para preparar, preparar, preparar! Si terminas perdiendo un día de preparación y no tienes tiempo para compensarlo, es posible que vuelvas a las comidas del día a día y que las opciones poco saludables y el tamaño de las porciones desequilibradas pueden regresar. Una vez que se haya establecido la rutina, ¡será tan fácil!

Hazlo divertido

¡Cocinar debe ser tan divertido como comer, en mi opinión! Y lo mismo ocurre con la preparación. Si te diviertes, tendrás una mentalidad positiva sobre la preparación de comidas, y una mentalidad positiva sobre la comida vendrá después. ¡Hay muchas maneras de hacer que las sesiones de preparación de comidas sean divertidas! Reproduce música, toma una copa de vino, ve tu programa de televisión favorito, cualquier cosa que te relaje y calme mientras trabajas. La pérdida de peso no tiene por qué ser un obstáculo, en realidad puede ser una experiencia agradable y nutritiva si haces que el proceso funcione de una manera que disfrutes.

Capítulo 4

Planeación de Comidas Dietéticas

Al planear comidas por adelantado, puedes comprar al mayoreo, lo que te hará ahorrar mucho dinero. Usualmente puedes guardar una comida por dos semanas al menos en el congelador. también, puede ayudarte a ahorrar dinero a la hora de la comida cuando tienes sobas de lo que has cocinado.

Pérdida de peso

La dieta cetogénica ya te ayuda a perder peso, pero planificar tus comidas con anticipación también te ayudará a ahorrar un poco más de dinero. Con la planificación de comidas, sabes exactamente cuánto vas a comer cada vez, lo que puede ayudarte a evitar comer en exceso.

Una rutina de comidas también hará más fácil el saber cuantos carbohidratos netos estas poniendo en tu cuerpo cada día. Incluso puedes marcar las comidas con la cantidad de carbohidratos netos contenidos en cada una.

Compras fáciles de comestibles

Ir a comprar comestibles es fácil cuando sabes exactamente cuánto estarás comiendo y cuando. Haz una lista, y solo compra todo lo que este en esta. Si también estas preparando bocadillos, no tienes que desviarte de la lista para tener conseguir todo lo que necesitas.

Solo divide tu lista de compras en diferentes categorías como frutas, proteína, comida congelada, etc., y será más fácil que nunca el evadir los pasillos donde gastarías demasiado dinero o acabarías desviándote de la dieta cetogénica.

Menos Desperdicio

La mayoría del tiempo, puedes solo comer directo del utensilio en el cual guardaste tu comida. Esto te ayuda a usar menos platos de papel, utensilios de plástico, y te ayudara a no desperdiciar comida si las has preparado con anticipación. Utilizas todos los ingredientes que compraste durante la semana, y esto te ayuda a planear en base a estos.

Ahorro de Tiempo

Esta es la razón principal por la que la gente decide comenzar a planear sus comidas. Es difícil encontrar tiempo para cocinar tres comidas al día, pero eso es exactamente lo que se requiere con la dieta cetogénica. Al ahorrar tiempo de cocinar, es menos probable que comas comida chatarra o comida rápida.

Reducción de Estrés

El estrés puede afectar al sistema digestivo, alterar tu sueño e incluso causar que sufras enfermedades del sistema inmune. Puede ser difícil llegar a casa después de un largo día del trabajo y hacer la cena. Al planear tus comidas, tienes un día dedicado a dejar todas tus cenas listas, lo que te permite relajarte la mayor parte del tiempo.

Como Comenzar a Planear tus Comidas Hoy

Veamos todo lo que necesita para comenzar a preparar comidas hoy. Hay ciertos ingredientes que necesitarás, así como equipo para comenzar.

Equipo para Preparar Comidas

- Tabla de cortar: debes tratar de conseguir tablas hechas de materiales sólidos porque son resistentes a la corrosión y no porosas, lo que las hace más fáciles de limpiar que a las tablas de madera o bambú. Prueba tablas de cortar de plástico, vidrio o incluso mármol para una limpieza más fácil.

- Tazas de medición: es importante que midas tus especias y condimentos con precisión.

- Cucharas dosificadoras: incluso cuando estés preparando a granel, es posible que solo necesites una pequeña cantidad de algunas especias.

- Tazones de vidrio: los tazones de vidrio se consideran más fáciles, pero también se necesitarán recipientes no metálicos para almacenar carne y marinados.

- Materiales para empaque: tus recipientes no metálicos y tazones de vidrio también serán importantes para esto, pero también es posible que quieras cajas de bento que sean seguras para el congelador o incluso Tupperware. Asegúrate de tener también contenedores seguros para el congelador.

- Toallas de papel y toallas de cocina: serán necesarias para escurrir la carne.

- Cuchillos: tus cuchillos deben ser afilados para cortar la carne correctamente. Recuerda cortar en dirección contraria a tu cuerpo, y debes lavar tus cuchillos al cortar diferentes tipos de alimentos.

- Báscula de cocina: una báscula de cocina puede hacer que algunas recetas sean mucho más fáciles, ya que permite mediciones mucho más precisas.

- Termómetro interno: deberás verificar la temperatura interna de muchas carnes, especialmente si estás preparando refrigerios como carne seca.

- Hoja para hornear: será necesaria para muchas recetas, especialmente pasteles, galletas o incluso carne seca.

- Colador: tendrás que escurrir algunas verduras y arroces.

- Sartenes y ollas: será más fácil cocinar si tienes el sartén o la olla del tamaño adecuado para lo que estás haciendo. ¡También necesitarás hornear platillos!

Surtir tu cocina

Si bien es imposible darte una lista de cada ingrediente que usarás, hay algunos básicos que querrás tener a la mano. Antes de comenzar a preparar la semana, haz una lista completa de compras de acuerdo con tu plan de comidas.

- Ingredientes de alacena: sal marina, pimienta negra, salsa de tomate, pasta de tomate, tomates triturados, ajo en polvo, cebolla en polvo, especias molidas, edulcorantes en polvo, edulcorantes líquidos, vegetales enlatados, harina de almendras, aceite de coco, leche de coco, coco desecado, nueces y semillas, aceite de oliva, vinagre balsámico, vinagre de vino blanco.

- Vegetales: aguacate, cebolla, ajo fresco, calabacín.

- Refrigerador: una libra de mantequilla, crema, yogurt, huevos, zanahorias, tomates cherry.

Pasos simples para la preparación de comidas

No importa el día que comiences, querrás optimizar el proceso tanto como sea posible. Para hacer eso, solo sigue los simples pasos a continuación para ayudarte a comenzar.

Paso 1: hacer una lista de compras

Querrás hacer una lista de compras el día anterior para obtener mejores resultados. Al comienzo de tu plan de 21 días, deberás hacerla para unos pocos días, pero al final, tu lista de compras será de una semana a la vez. Espera dedicar la mayor parte del día a la preparación de comidas, pero recuerda que te facilitará la vida.

Paso 2: ir de compras

Quieres entrar y salir cuando se trata de la tienda de comestibles para que no te tientes con bocadillos poco saludables que te sacarán de la cetosis. Si tienes principalmente verduras, intenta ir al mercado local de agricultores, donde también hay menos tentación. Una carnicería para la carne también puede ayudar.

Paso 3: Comienza con un área limpia

Va a ser más fácil comenzar a cocinar si limpias tu área de antemano, y asegúrate de que tus contenedores también estén limpios. Es importante asegurarse de tener todo a la mano, esto ayudará a que todo funcione un poco más rápido.

Paso 4: ¡Comienza a cocinar!

Ahora lo único que queda es comenzar a cocinar, pero asegúrate de dejar que la comida se enfríe completamente antes de empacarla. Si no dejas que tu comida se enfríe, puede arruinar la textura y puede empaparse al recalentarla.

La dieta cetogénica no es una de esas dietas a la moda que probablemente hayas usado antes, esta dieta es completamente diferente porque no te pone en un modo "rápido" o de "privación de calorías", sino que simplemente cambia el mecanismo de tu cuerpo el alto consumo habitual de carbohidratos depende de un modo de quema de grasa: este modo facilita que tu cuerpo desarrolle más músculos y reduzca el depósito de grasa.

Contrariamente a lo que se cree referente a que en algunas partes que la dieta cetogénica baja en carbohidratos causará depósitos altos de grasa en el cuerpo, debido a la presencia de carbohidratos bajos y alto contenido de proteínas y grasas, el caso es completamente lo contrario. La regla de "bajo en carbohidratos" no significa tener que consumir grasas saturadas en exceso que causan colesterol alto, simplemente te permite reducir tus suministros de carbohidratos lo suficiente y aumentar marginalmente otros componentes. El principal beneficio de la dieta cetogénica es que obliga al cuerpo a depender de la grasa almacenada y la grasa de la dieta, como fuente principal de energía.

La dieta cetogénica ayuda a desarrollar más músculos magros mientras se pierde grasa. La razón principal de esto es que se ha descubierto que las personas que reciben dietas cetogénicas obligan a sus cuerpos a usar más agua, y en segundo lugar, las hormonas reducidas de insulina obligarán a los riñones a eliminar el exceso de sodio y el efecto combinado de esto es que hay una rápida pérdida de peso en el menor tiempo posible.

Otro beneficio de la dieta cetogénica es que se dirige al depósito de grasa en las partes más difíciles del cuerpo, especialmente en la región abdominal, los muslos y las áreas superiores del pecho. Morirse de hambre puede no ayudar a reducir la grasa en las regiones más difíciles, incluso cuando pierdes grasa en esas áreas, pueden regresar rápidamente, pero este no es el caso con las dietas cetogénicas. Es necesario perder peso alrededor de la sección media y alrededor de los órganos vitales para evitar enfermedades graves relacionadas con la grasa.

Las dietas cetogénicas aumentan la cantidad de colesterol HDL mientras reducen los niveles de colesterol LDL. Elegir el tipo correcto de grasas no saturadas en tu dieta cetogénica te ayudará a aumentar los buenos colesteroles (colesteroles HDL), y estos son saludables para el corazón y el bienestar general. Las dietas cetogénicas también ayudan a regular los niveles de azúcar en la sangre al tiempo que reducen los riesgos de intolerancia a la insulina. Cuando los carbohidratos se descomponen, liberan azúcar en la sangre rápidamente y esto aumenta el azúcar en la sangre rápidamente, una condición que desencadena un mayor suministro de hormonas de insulina, pero cuando las dietas cetogénicas reemplazan las dietas altas en carbohidratos, se libera menos azúcar lentamente en el cuerpo, una situación que puede estabilizar la secreción de hormonas de insulina.

Capítulo 5

Lista de Compras

Cuando aplica la compra: por lo general, ya está bien planificada. Cualquiera que piense antes lo que quiere cocinar, compra más específico y tiene más variedad. Generalmente bueno: compra productos frescos y de temporada tanto como sea posible. Sabe mejor y a menudo es más barato.

FRUTAS Y VEGETALES

Temporada: Compra por temporada. Tomates, rábanos o fresas tienen u largo viaje durante el invierno y provienen principalmente del invernadero. Esto a expensas del sabor y el contenido vitamínico.

Fresco o congelado: Deja de lado las espinacas marchitas o el brócoli amarillento. En caso de duda, las verduras congeladas son mejores. Se procesa cosecha fresca, el contenido vitamínico es mayor y el sabor mejor que los productos almacenados durante mucho tiempo. A veces el preservar vale la pena. Ejemplo de tomates: Frutas completamente maduras en lata.

Maduro o inmaduro: Las frutas maduras suelen sentirse ligeras al presionarse con los dedos y huelen bien. Algunas frutas y verduras también se pueden comprar inmaduras. Las manzanas, plátanos, kiwis o aguacates maduran en casa.

Apariencia: La apariencia normalmente es secundaria: mientras mas brillosa la manzana, es mas probable que haya sido tratada con pesticidas. También deberías ignorar el tamaño y los tipos comerciales: En especial las frutas pequeñas normalmente son las que más sabor tienen.

Frutas empacadas: ¿Deberías pesarlas? Para bandejas de cartón, verifica que el fondo esté húmedo. Entonces abajo hay fango.

Puesto de calle: Las fruterías pequeñas a menudo ofrecen verduras particularmente apetitosas. Pero debes lavarlas intensamente en casa. Se depositan el escape del automóvil y las pastillas de freno desgastadas.

PESCADO

Almacenaje: Si es posible, el pescado fresco debe estar en hielo o cubierto pro este. También el pescado ahumado empacado debe estar lo suficientemente frio. Como una precaución, no compres nada que este cerca de su fecha de expiración.

Palitos de pescado: son una alternativa viable para cualquiera a quien no le guste la imagen ni el sabor del pescado crudo. Contienen todos los ingredientes esenciales. Pero: un palo contiene un 35 por ciento de migas de pan, cuyos niveles de grasa y energía crecen enormemente. Quien quiera reducir el contenido de grasa, puede hornear los dedos de pescado en el horno.

Mariscos: al filtrarlos con otros alimentos también se contaminan del agua. Si es posible, evita los mejillones de regiones cercanas a industrias. La carne de mejillón se echa a perder incluso más fácilmente que el pescado. Los mejillones abiertos deben cerrarse por la presión ellos mismos. De lo contrario, deberían tirarse.

Surimi: no es un manjar exquisito, sino un crustáceo o carne de cangrejo de las sobras de pescado. También puede contener colorantes y está aromatizado con azúcar, sal y especias. Las personas alérgicas deben examinar cuidadosamente la lista de ingredientes.

Pesca sostenible: los océanos están sobreexplotados. Hoy en día, aproximadamente la mitad de la comida para peces proviene de granjas (acuicultura). Si tienes peces salvajes, preste atención al sello MSC u opta por la acuicultura orgánica.

CARNE

Apariencia: La buena carne no debe ser totalmente delgada. Un corte ligero no solo sirve para cocinar mejor, sino también para el sabor. La carne fresca no debe ser demasiado ligera, demasiado brillante, seca o demasiado húmeda.

Autoservicio: observa bien la carne: la sangre en el hueso debe ser fresca y de color rojo brillante.

Refrigerados. La carne se echa a perder rápidamente a temperatura ambiente. Eso significa ir a casa rápidamente y ponerlo en el refrigerador o prepararlo.

Blanqueo: a veces la oferta fresca y rosada del mostrador de carne en el camino a casa adquiere un color pálido y poco atractivo. Esto puede deberse a la iluminación en el mostrador. Cualquiera que crea que ha sido "engañado" debería cambiar de carnicero.

QUESO

Disposición: el queso debe organizarse por parentesco, es decir, duro y blanco y añejado blanco con queso blanco. Los mohos pueden migrar, y las notas de sabor pueden influir en ellos.

Aroma: Compra queso de una pieza. Pre cortado, se seca y pierde rápidamente su aroma. Presiona el queso suave ligeramente. El queso joven es firme, el más maduro cede.

Capítulo 6

Plan para el Desayuno

Bollos de arándanos

Tiempo de preparación: 10 minutos

Tiempo de cocción: 15 minutos

Porciones: 12

Ingredientes:

Polvo para hornear – 2 cucharadas

Vainilla - 2 cucharadas

Stevia - .5 de taza

Arándanos - .75 de taza

Harina de almendra – 1.5 tazas

Huevos batidos – 3

Modo de Preparación:

Deja el horno calentar a 375 grados y agrega un poco de papel para hornear a una bandeja para hornear.

Saca un tazón y bate la harina de almendras, los huevos, el polvo de hornear, la vainilla y la Stevia. Incorpora los arándanos a la mezcla.

Extiende esta masa sobre la bandeja para hornear. Mete al horno. Después de 15 minutos, saca los bollos y déjalos enfriar antes de servir.

Valor Nutricional

Calorías: 133

Grasas: 8 g

Carbohidratos: 4 g

Proteína: 2 g

Gachas de Canela

Tiempo de preparación: 5 minutos

Tiempo de cocción: 5 minutos

Porciones: 4

Ingredientes:

Canela – 1 cucharada

Stevia - 1.5 cucharadas

Mantequilla – 1 cucharada

Harina de linaza – 2 cucharadas

Salvado de avena – 2 cucharadas

Coco rallado – .5 tazas

Crema espesa – 1 taza

Agua – 2 tazas

Modo de Preparación:

Combina todos los ingredientes en una olla y mezclar.

Colócalos a fuego lento y hiérvelos. Revuelve bien cuando esté hirviendo y luego retira del fuego.

Dividir en cuatro porciones y reservar un poco para que espese.

Valor Nutricional

Calorías: 171

Grasas: 16 g

Carbohidratos: 6 g

Proteína: 2 g

Huevos Escoceses

Tiempo de preparación: 15 minutos

Tiempo de cocción: 25 minutos

Porciones: 6

Ingredientes:

Pimienta – .5 cucharadas

Sal - .33 cucharadas

Polvo de ajo – 1.5 cucharadas

Salchichas de desayuno – 1.5 tazas

Huevos duros hervidos pelados

Modo de Preparación:

Permite que el horno se caliente hasta 400 grados. Agrega la salchicha a un tazón y añade el ajo, la pimienta y la sal.

Divide esto en 6 partes iguales y pásalo a un poco de papel para hornear. Aplanarlos y luego colocar los huevos duros encima. Incorpora la salchicha con el huevo.

Organiza en una bandeja para hornear y coloca en el horno. Después de 25 minutos, sácalos y deja enfriar.

Valor Nutricional

Calorías: 258

Grasas: 21 g

Carbohidratos: 1 g

Proteína: 17 g

Tacos de Desayuno

Tiempo de preparación: 10 minutos

Tiempo de cocción: 5 minutos

Porciones: 2

Ingredientes:

Pimienta

Sal

Salsa tabasco

Ramitas de cilantro - 4

Mantequilla – 1 cucharada

Aguacate cortado - .5

Huevos – 4

Tortillas bajas en carbohidratos -2

Modo de Preparación:

Batir los huevos hasta que estén suaves. Saca una sartén y calienta la mantequilla.

Agrega los huevos preparados y extiéndelos. Cocina hasta que esté listo y luego muévelo a un tazón. Calienta las tortillas y luego ponlas en un plato.

Unta la mayonesa sobre un lado de las tortillas. Divide el huevo en la tortilla y cubre con el aguacate y el cilantro. Agrega la pimienta, la sal y la salsa tabasco.

Enrolla las tortillas y luego sirve o almacena.

Valor Nutricional

Calorías: 289

Grasas: 27 g

Carbohidratos: 6 g

Proteína: 7 g

Batido de Vainilla

Tiempo de preparación: 2 minutos

Tiempo de cocción: 0 minutos

Porciones: 1

Ingredientes:

Crema batida

Stevia liquida – 3 gotas

Vainilla - .5 cucharadas

Hielo – 4 piezas

Queso Mascarpone - .5 tazas

Claras de huevo - 2

Modo de Preparación:

Toma tu licuadora y agrega todos los ingredientes.

Pon la tapa en la licuadora y mezcla. Cuando todos los ingredientes estén correctamente combinados, sirve en un vaso.

Valor Nutricional

Calorías: 650

Grasas: 64 g

Carbohidratos: 4 g

Proteína: 12 g

Horneado de Huevo de Zarzamora

Tiempo de preparación: 10 minutos

Tiempo de cocción: 15 minutos

Porciones: 4

Ingredientes:

Romero picado -1 cucharada

Ralladura de naranja -.5 de cucharada

Sal

Vainilla -.25 cucharadas

Jengibre rallado -1 cucharada

Harina de coco -3 cucharadas

Mantequilla -1 cucharada

Huevo -5

Moras -.5 tazas

Modo de Preparación:

Clienta el horno a 350 grados. Saca la licuadora y agrega todos los ingredientes para mezclar bien.

Vierte esta mezcla en cada molde para muffins y luego agrega las moras encima. Coloca en el horno para hornear.

¡Después de 15 minutos, saca el platillo y guárdalo!

Valor Nutricional

Calorías: 144

Grasas: 10 g

Carbohidratos: 2 g

Proteína: 8.5 g

Panqueques de Coco

Tiempo de preparación: 10 minutos

Tiempo de cocción: 5 minutos

Porciones: 2

Ingredientes:

Miel de maple – 4 cucharadas

Coco rallado -.25 de taza

Sal

Eritritol -.5 cucharadas

Canela -1 cucharada

Harina de almendra -1 cucharada

Queso crema -2 onzas

Huevo -2

Modo de Preparación:

Bate los huevos antes de añadir la harina de almendra y el queso crema.

Ahora añade el resto de los ingredientes y mezcla hasta que esté bien combinado.

Saca un sartén para freír y cocina los panqueques de ambos lados. Ponlos en un plato y espolvorea un poco de coco encima.

Valor Nutricional

Calorías: 575

Grasas: 51 g

Carbohidratos: 3.5 g

Proteína: 19 g

Wafles con Chispas de Chocolate

Tiempo de preparación: 8 minutos

Tiempo de cocción: 10 minutos

Porciones: 2

Ingredientes:

Miel de maple – .5 de taza

Semillas de cacao – 50g

Sal

Mantequilla – 2 cucharadas

Huevos separados - 2

Proteína en polvo – 2 scoops

Modo de Preparación:

Toma un tazón y bate las claras de huevo hasta formar una mezcla ligera. En un segundo tazón mezcla la mantequilla, la proteína en polvo y las yemas de huevo.

Ahora incorpora las claras de huevo a la mezcla y agrega las semillas de cacao y la sal.

Vierte la mezcla en una waflera y deja cocinar hasta conseguir un color marrón dorado en ambos lados. Sirve con miel de maple.

Valor Nutricional

Calorías: 400

Grasas:261 g

Carbohidratos: 4.5 g

Proteína: 34 g

Muffins de Chocolate y Mantequilla de Maní

Tiempo de preparación: 20 minutos

Tiempo de cocción: 20 minutos

Porciones: 6

Ingredientes:

Huevos - 2

Leche de almendra - .33 de taza

Crema de cacahuate - .33 de taza

Sal

Polvo para hornear – 1 cucharada

Eritritol -.5 cucharadas

Harina de almendra – 1 taza

Modo de Preparación:

En un tazón mezcla juntos la sal, polvo para hornear, eritritol y la harina de almendra. después agrega los huevos, leche de almendra y la crema de cacahuate.

Finalmente, añade las semillas de cacao a la mezcla antes de verter la mezcla en moldes para muffin.

Calienta el horno a 350 grados. Introduce la bandeja con muffins en el horno para cocinarlos.

después de 25 minutos, los muffins estarán listos y podrás guardarlos.

Valor Nutricional

Calorías: 265

Grasas: 20.5 g

Carbohidratos: 2 g

Proteína: 7.5 g

Panqueques de Licuadora

Tiempo de preparación: 5 minutos

Tiempo de cocción: 5 minutos

Porciones: 1

Ingredientes:

Sal

Canela

proteína en polvo - 1 scoop

Huevos – 2

Queso crema – 2 onzas

Modo de Preparación:

Añade la sal, canela, proteína en polvo, huevos y queso crema en una licuadora y mezcla bien.

Toma un sartén autoadherente y cocina la mezcla hasta que ambos lados estén listos. Sirve caliente.

Valor Nutricional

Calorías: 450

Grasas: 29 g

Carbohidratos: 4 g

Proteína: 41 g

Café Bulletproof

Tiempo de preparación: 5 minutos

Tiempo de cocción

Porciones: 1

Ingredientes:

Aceite de coco – 1 cucharada

Mantequilla – 1 cucharada

Café – 2 cucharadas

Agua – 1 taza

Modo de Preparación:

En una olla, hierve el agua. Cuando el agua este hirviendo, agrega el café, aceite de coco y mantequilla.

Una vez que todo este derretido y caliente, vierte en una taza con ayuda de un colador y disfruta.

Valor Nutricional

Calorías: 230

Grasas: 25 g

Carbohidratos: 0 g

Proteína: 0 g

Pudin de Moca y Chía

Tiempo de preparación: 5 minutos

Tiempo de cocción: 10 minutos

Porciones: 2

Ingredientes:

Semillas de cacao – 2 cucharadas

Endulzante – 1 cucharada

Vainilla -1 cucharada

Crema de coco - .33 g

Semillas de Chía – 55 g

Agua – 2 tazas

Café de hierbas – 2 cucharadas

Modo de Preparación:

Prepara el café de hierbas con un poco de agua caliente hasta que el líquido se reduzca a la mitad. Cuela el café antes de mezclarlo con la vainilla, el endulzante y la crema de coco.

Agrega las semillas de chía y las semillas de cacao. Vierte en tazas y coloca en el refrigerador durante 30 minutos antes de servir

Valor Nutricional

Calorías: 257

Grasas: 20.25 g

Carbohidratos: 2.25 g

Proteína: 7 g

Huevos Verdes Keto

Tiempo de preparación: 5 minutos

Tiempo de cocción: 12 minutos

Porciones: 2

Ingredientes:

Cayena en polvo - .25 de cucharada

Comino en polvo - .25 de cucharada

Huevos - 4

Perejil picado - .5 de taza

Cilantro picado - .5 de taza

Hojas de tomillo – 1 cucharada

Dientes de ajo – 2

Aceite de coco – 1 cucharada

Mantequilla – 2 cucharadas

Modo de Preparación:

Derrite la mantequilla y el aceite de coco en un sartén antiadherente antes de agregar el ajo y cocinarlo. Agrega el tomillo, perejil y cilantro y cocina por otros 3 minutos.

En este punto, agrega los huevos y condimenta. Cúbrelo con una tapa y déjalo cocinar por otros 5 minutos antes de servir.

Valor Nutricional

Calorías: 311

Grasas: 27.5 g

Carbohidratos: 4 g

Proteína: 12.8 g

Soufflé de Cheddar

Tiempo de preparación: 15 minutos

Tiempo de cocción: 25 minutos

Porciones: 8

Ingredientes:

Queso cheddar – 2 tazas

Crema espesa - .75 de taza

Pimienta de cayena - .25 de cucharada

Goma xantana - .5 de cucharada

Pimienta - .5 de cucharada

Mostaza en polvo – 1 cucharada

Sal – 1 cucharada

Harina de Almendra - .5 de taza

Sal – 1 pizca

Salsa tártara - .25 de cucharada

Huevos - 6

Cebollines picados - .25 de taza

Modo de Preparación:

Calienta el horno a 350 grados. En un tazón mezcla todos los ingredientes excluyendo los huevos y la salsa tártara.

Separa las claras de huevo de la yema y añade las yemas en la primera mezcla. Bate las claras de huevo y la salsa tártara hasta formar una mezcla espesa.

Toma esta mezcla y agrega a la otra mezcla. Cuando este listo, vierte en u molde y mételo al horno.

después de 25 minutos, estarán listos y puedes servirlo o guardarlo.

Valor Nutricional

Calorías: 288

Grasas: 21 g

Carbohidratos: 3 g

Proteína: 14 g

Pay de Ricotta

Tiempo de preparación: 10 minutos

Tiempo de cocción: 30 minutos

Porciones: 6

Ingredientes:

Mozzarella – 1 taza

Huevos – 3

Queso ricotta – 2 tazas

Acelgas – 8 tazas

Dientes de ajo – 1

Cebolla picada - .5 de taza

Aceite de oliva – 1 cucharada

Salchicha suave – 1 lb

Pimienta

Sal

Nuez moscada

Parmesano - .25 de taza

Modo de Preparación:

Calienta el ajo, cebolla y aceite en un sartén. Cuando estén calientes, agrega las acelgas y cocina hasta que las hojas se pongan suaves.

Agrega la nuez moscada y ponlo de lado. En un tazón nuevo, bate los huevos antes de añadir el queso. Ahora agrega la mezcla de acelgas preparada.

Saca las salchichas y colócala en un molde de pay. Vierte el relleno dentro. Calienta el horno a 350 grados.

Mete el pay y deja hornear. después de 30 minutos, estará listo y puedes guardarlo o servirlo.

Valor Nutricional

Calorías: 344

Grasas: 27 g

Carbohidratos: 4 g

Proteína: 23 g

Curry de Coco Rojo Vegetariano

Tiempo de preparación: 35 minutos

Tiempo de cocción:

Porciones: 2

Ingredientes:

¾ de taza de espinacas

¼ de cebolla mediana, picada

1 cucharada de jengibre, picado

1 taza de brócoli

4 cucharadas de aceite de coco

1 cucharada de ajo, picado

2 cucharadas de aminoácidos de coco

1 cucharada de pasta de curry rojo

2 cucharadas de salsa de soya

½ taza de crema de coco

Modo de Preparación:

Calienta 2 cucharadas de aceite de coco en un sartén y agrega ajo y cebolla.

Saltear por aproximadamente 3 minutos y agregar brócoli.

Saltear cerca de 3 minutos y mover los vegetales a u lado del sartén.

Agregar la pasta de curry y cocinar por 1 minuto.

Mezclar bien y agregar las espinacas, cocinar por 3 minutos aproximadamente.

Agregar crema de coco, el aceite de coco faltante, jengibre, salsa de soya y aminoácidos de coco.

déjalo cocinar a fuego lento durante 10 minutos y emplátalo para servir.

Valor Nutricional

Calorías: 439

Grasas: 44 g

Carbohidratos: 12 g

Proteína: 3.6 g

Sodio: 728 mg

Azúcar: 3.5 g

Fideos De Calabacín Con Salsa De Aguacate

Tiempo de preparación: 10 minutos

Tiempo de cocción:

Porciones: 2

Ingredientes:

1 ¼ de taza de albahaca

4 cucharadas de piñones

1 calabaza, en espiral

1/3 de taza de agua

2 cucharadas de jugo de limón

2 tomates cherry, rebanados

1 aguacate

Modo de Preparación:

Pon todos los ingredientes excepto lo tomates cherry y la calabaza en una licuadora y licua hasta ablandar.

Mezcla junta la salsa licuada y los fideos de calabaza y los tomates cherry en un tazón y sirve.

Valor Nutricional

Calorías: 3

Grasas: 32 g

Carbohidratos: 19.7 g

Proteína: 7.1 g

Sodio: 27 mg

Azúcar: 6.4 g

Galettes de Tomate, Albahaca y Mozzarella

Tiempo de preparación: 35 minutos

Tiempo de cocción:

Porciones: 2

Ingredientes:

1 huevo grande

1 cucharada de ajo en polvo

¾ de taza de harina de almendra

2 cucharadas de mozzarella liquida

¼ de taza de queso parmesano, rallado

3 hojas de albahaca fresca

2 tomates redondos

1 ½ cucharada de pesto

1/3 de onza de queso mozzarella

Modo de Preparación:

Precalienta el horno a 365 grados F y forra una bandeja de horno con papel para hornear.

Mezcla juntos el ajo en polvo, la harina de almendra y la mozzarella liquida en un tazón.

Agrega el queso parmesano con el huevo y mezclar hasta formar una masa.

Haz bolas con esta masa y llevarlas a la bandeja para hornear.

Presiona las bolas de la masa con un tenedor y uta pesto en el centro de la corteza de forma uniforme.

Haz capas con la mozzarella, tomates y hojas de albahaca, dobla los bordes de la corteza sobre el relleno.

Llévalo al horno y hornea durante 20 minutos.

Emplata y sirve.

Valor Nutricional

Calorías: 396

Grasas: 29.2 g

Carbohidratos: 17.5 g

Proteína: 17.5 g

Sodio: 199 mg

Azúcar: 6.2 g

Espagueti de Calabaza con Queso y Pesto

Tiempo de preparación: 25 minutos

Porciones: 2

Ingredientes:

½ cucharada de aceite de oliva

¼ de taza de queso ricota de leche entera

1/8 de taza de pesto de albahaca

1 taza de espagueti de calabaza cocido, escurrido

Sal, pimienta negra, al gusto

2 onzas de queso mozzarella fresco, en cubos

Modo de Preparación:

Precalienta el horno a 375 grados F y engrasa una cacerola.

Mezcla juntos la calabaza y el aceite de oliva en un tazón mediano y sazona con sal y pimienta negra.

Pon la calabaza en la cacerola y encima agrega la ricota y el queso mozzarella.

Hornea por 10 minutos y saca del horno.

Rocía el pesto encima y sirve caliente.

Valor Nutricional

Calorías: 169

Grasas: 11.3 g

Carbohidratos: 6.2 g

Proteína: 11.9 g

Sodio: 217 mg

Azúcar: 0.1 g

Tofu de Ajonjolí y Berenjena Vegano

Tiempo de preparación: 30 minutos

Porciones: 2

Ingredientes:

½ de taza de cilantro, picado

2 cucharadas de aceite de ajonjolí tostado

½ de cucharada de hojuelas de pimiento rojo triturado

½ berenjena, a la juliana

½ libras de bloque firme de tofu, compacto

1 ½ cucharada de vinagre de arroz

1 diente de ajo, finamente picado

1 cucharada de endulzante

½ cucharada de aceite de oliva

1/8 de semillas de ajonjolí

Sal y pimienta negra, al gusto

1/8 de taza de salsa de soya

Modo de Preparación:

Precalienta el horno a 200 grados F.

Mezcla juntos el cilantro, la berenjena, el vinagre de arroz, la mitad del aceite de ajonjolí tostado, el ajo, las hojuelas de pimiento rojo triturado y el endulzante en un tazón.

Calienta el aceite de oliva en un sartén antiadherente y agrega la berenjena marinada.

Saltea durante 4 minutos y lleva los fideos de berenjena a un plato para horno.

Cubre con aluminio y llévalo al horno para mantener caliente.

Esparce las semillas de ajonjolí y el tofu en el sartén y cocina durante 5 minutos.

Vierte salsa de soya un sartén y cocina hasta que las rebanadas de tofu se pongan marrones.

Saca los fideos de berenjena del horno y pon encima el tofu para servir.

Valor Nutricional

Calorías: 333

Grasas: 26.6 g

Carbohidratos: 13.9 g

Proteína: 13.3 g

Sodio: 918 mg

Azúcar: 4.5 g

Hojaldres de Espinacas con Queso

Tiempo de preparación: 25 minutos

Porciones: 2

Ingredientes:

½ taza de harina de almendras

1 huevo grande

¼ de queso feta, desmoronado

½ cucharada de sal kosher

½ cucharada de ajo en polvo

1 ½ cucharadas de crema batida

Modo de Preparación:

Precalienta el horno a 350 grados F y engrasa una bandeja para horno.

Pon todos los ingredientes en una licuadora y licua hasta que quede blando.

Deja enfriar y haz bolas de 1 pulgada de la mezcla.

Acomoda las bolas en la bandeja para horno y llévalo al horno.

Hornea durante cerca de 12 minutos y emplata para servir.

Valor Nutricional

Calorías: 294

Grasas: 24 g

Carbohidratos: 7.8 g

Proteína: 12.2 g

Sodio: 840 mg

Azúcar: 1.1 g

Ensalada De Langosta

Tiempo de preparación: 15 minutos

Porciones: 2

Ingredientes:

¼ de cebolla amarilla, picada

¼ de pimiento amarillo, sin semilla y picado

¾ de libra de carne de langosta cocinada, en tiras

1 tallo de apio, picado

Pimienta negra, al gusto

¼ de taza de mayonesa de aguacate

Modo de Preparación:

Mezcla todos los ingredientes juntos en un tazón y revuelve hasta que esté bien combinado.

Refrigera cerca de 3 horas y sirve frio.

Pon la ensalada en un contenedor para la preparación de comida y refrigera durante 2 días.

Valor Nutricional

Calorías: 336

Grasas: 25.2 g

Carbohidratos: 2 g

Proteína: 27.2 g

Azúcar: 1.2 g

Sodio: 926 mg

Panqueques de Salchicha de Res

Tiempo de preparación: 30 minutos

Porciones: 2

Ingredientes:

4 salchichas italianas libes de gluten, cortadas

1 cucharada de aceite de oliva

1/3 de pimiento rojo, sin semilla y cortado finamente

1/3 de taza de espinaca

¾ de cucharada de polvo de ajo

¾ de taza de crema batida

Sal y pimienta negra, al gusto

Modo de Preparación:

Mezcla juntos todos los ingredientes en un tazón excepto por la crema batida y ponlo de lado.

Pon mantequilla y la mitad de la mezcla en un sartén antiadherente y cocina por 6 minutos por ambos lados.

Repite con la mezcla restante y emplata.

Bate la crema batida en otro tazón hasta ablandar.

Sirve los panques de salchicha de res con crema batida.

Para la preparación de comidas, Es obligatorio cortar cuidadosamente las salchichas antes de mezclarlas con otros ingredientes.

Valor Nutricional

Calorías: 415

Grasas: 31.6 g

Carbohidratos: 7 g

Proteína: 29.5 g

Azúcar: 4.3 g

Sodio: 1040 mg

Ensalada Festiva de Pollo

Tiempo de preparación: 25 minutos

Porciones: 2

Ingredientes:

1 tallo de apio, picado

1 ½ tazas de pollo cocido alimentado con pasto, picado

¼ de taza de arándanos frescos

¼ de taza de crema agria

½ manzana, picada

¼ de cebolla amarilla, picada

1/8 de taza de almendras, tostadas y picadas

2 onzas de queso feta, desboronado

¼ de taza de mayonesa de aguacate

Sal y pimienta negra, al gusto

Modo de Preparación:

Revuelve juntos todos los ingredientes en un tazón excepto por las almendras y el queso.

Cubre con almendras y queso para servir.

Tip de preparación de comidas: No agregues las almendras y el queso en la ensalada si quieres guardarla. Cubre con envoltura de plástico y refrigera para servir.

Valor Nutricional

Calorías: 336

Grasas: 23.2 g

Carbohidratos: 8.8 g

Proteína: 24.5 g

Azúcar: 5.4 g

Sodio: 383 mg

Almuerzo de Ensalada de Fantasía

Tiempo de preparación: 40 minutos

Porciones: 2

Ingredientes:

6 onzas de salmón cocido – picado

1 cucharada de eneldo, picado

Sal y pimienta, al gusto

4 huevos duros, pelados y cortados en cubos

2 tallos de apio, picados

½ de cebolla amarilla, picada

¾ de taza de mayonesa de aguacate

Modo de Preparación:

Agrega todos los ingredientes en un tazón y mezcla hasta combinarlos.

Cube con envoltura de plástico y refrigera por cerca de 3 horas antes de servir.

Para preparación de comidas, pon la ensalada en u contenedor y refrigera hasta por 3 días.

Valor Nutricional

Calorías: 303

Grasas:307 g

Carbohidratos: 1.7 g

Proteína: 10.3 g

Azúcar: 1 g

Sodio: 314 mg

Platillo Italiano

Tiempo de preparación: 45 minutos

Porciones: 2

Ingredientes:

1 diente de ajo, molido

5 onzas de champiñones frescos, rebanados

1/8 de mantequilla sin sal

¼ de cucharada de tomillo seco

1/3 de taza de crema batida espesa

Sal y pimienta, al gusto

1-6 onzas de filetes de Nueva York alimentados con pasto

Modo de Preparación:

Precalienta la parrilla a una temperatura media y engrasar.

Condimenta los filetes con sal y pimienta negra, y llévalo a la parrilla.

Cocina los filetes por 10 minutos en ambos lados y emplata.

Pon mantequilla, champiñones, sal y pimienta negra en un sartén y cocina por 10 minutos.

Agrega el tomillo y el ajo y saltea por 1 minuto.

Mueve la crema y déjala hervir a fuego lento por 5 minutos.

Pon la salsa de champiñones encima de los filetes y sirve caliente inmediatamente.

Tip de preparación de comidas: puedes guardar la salsa de champiñones en el refrigerador por hasta 2 días. Condimenta los filetes cuidadosamente con sal y pimienta negra para evitar una cantidad mayor o menor.

Valor Nutricional

Calorías: 332

Grasas: 20.5 g

Carbohidratos: 3.2 g

Proteína: 41.8 g

Azúcar: 1.3 g

Sodio: 181 mg

Pastel de Carne

Tiempo de preparación: 1 hora 15 minutos

Porciones: 12

Ingredientes:

1 diente de ajo, molido

½ cucharada de tomillo seco, triturado

½ libra de carne molida de res magra alimentada con pasto

1 huevo orgánico, batido

Sal y pimienta, al gusto

¼ de taza de cebolla, picada

1/8 de taza de cátsup sin azúcar

2 tazas de queso mozzarella, recién rallado

¼ de taza de pimiento verde, sin semilla y picado

½ de taza de queso cheddar, rallado

1 taza de espinaca fresca, picada

Modo de Preparación:

Precalienta el horno a 350 grado F y engasa un plato de hornear.

Pon todos los ingredientes en un tazón excluyendo las espinacas y los quesos y mezcla bien.

Acomoda la carne sobre papel encerado y encima pon la espinaca y el queso.

Enrolla el papel sobre la mezcla para crear el rollo de carne.

Quita el papel encerado y transfiere el rollo de carne al plato de hornear.

Pon en el horno y deja hornear por 1 hora.

Emplata y sirve caliente.

Tip de preparación de comidas: Deja que el rollo se enfríe por 10 minutos para que llegue a temperatura ambiente antes de servir.

Valor Nutricional

Calorías: 439

Grasas: 26 g

Carbohidratos: 8 g

Proteína: 40.8 g

Azúcar: 1.6 g

Sodio: 587 mg

Filete a la parrilla

Tiempo de preparación: 15 minutos

Porciones: 2

Ingredientes:

1/4 de taza de mantequilla sin sal

2 dientes de ajo, molidos

¾ filetes de sirlon de ternera

¾ de cucharada de romero seco, triturado

2 onzas de queso, parmesano rallado

Sal y pimienta negra, al gusto

Modo de Preparación:

Precaliente la parrilla y engrasar.

Sazona los filetes de sirlon con sal y pimienta negra.

Transfiere los filetes a la parrilla y cocina por unos 5 minutos de cada lado.

Reparte los filetes en platos y mantenlos de lado.

Mientras tanto, pon la mantequilla y el ajo en una sartén y caliente hasta que se derrita.

Vierte sobre los filetes y sirve caliente.

Divide los filetes en 2 recipientes y refrigere por aproximadamente 3 días para propósitos de preparación de comida. Recalentar en microondas antes de servir.

Valor Nutricional

Calorías: 383

Grasas: 23.6 g

Carbohidratos: 1.5 g

Proteína: 41.4 g

Azúcar: 0 g

Sodio: 352 mg

Capítulo 7

Plan para la Comida

Ensalada de Verduras Asadas

Tiempo total: 30 minutos

Ingredientes:

2 tazas de calabaza moscada en cubos (yo dejo la piel, pero puedes quitarla si lo deseas)

2 tazas de camote en cubos

2 zanahorias picadas en trozos

2 champiñones Portobello grandes, en rodajas gruesas

2 calabacines grandes, cortados en trozos

1 cabeza de brócoli, cortada en floretes

2 cucharadas de semillas de girasol

2 cucharadas de semillas de calabaza

3 cucharadas aceite de oliva (he agregado el aceite aquí porque es bastante y ajusta el conteo de calorías)

Sal y pimienta, al gusto

Modo de Preparación:

Precaliente el horno a 356 grados Fahrenheit y prepara una bandeja forrándola con papel para hornear.

Coloca todos los ingredientes en la bandeja y agrega una pizca de sal y pimienta.

Combina los ingredientes con tus manos, asegurándote de que todo esté cubierto de aceite de oliva.

Coloca en el horno y hornee durante aproximadamente 30 minutos o hasta que las verduras estén suaves y las semillas estén tostadas.

Divide en tus 4 recipientes, cúbrelos y mételos en el refrigerador hasta que sea necesario.

Bolsitas De Pita Con Cordero Y Ensalada

Tiempo total: 20 minutos

Ingredientes:

12 onzas de filetes de cordero, cortados en cubos

1 cucharada de comino molido

Sal y pimienta, al gusto

4 panes de pita integrales

2 tazas de ensalada de verduras (la mezcla de col, lechuga y rúcula es ideal)

4 cucharadas yogurt natural

1 limón, cortado en cuartos

Modo de Preparación:

Rocía un poco de aceite de oliva en una sartén y colócalo a fuego medio.

Agrega el cordero, el comino, la sal y la pimienta y revuelve para combinar, saltea durante unos 7 minutos o hasta que los cubos de cordero estén cocidos, pero un poco rosados.

Haz un corte en cada pan de pita y llena cada uno con ensalada de lechugas mixtas, cordero y una pizca de yogur.

Coloca las pitas rellenas en tus 4 recipientes y agrega un cuarto de limón en cada una para exprimir sobre la pita cuando estés listo para comer.

Cubre los recipientes y guárdalos en el refrigerador hasta que lo necesites.

Tazón Preparado de Brócoli y Pollo Pegajoso

Tiempo total: 15 minutos

Ingredientes:

2 cucharadas de miel

2 cucharadas de salsa de soya (tamari es la mejor)

4 muslos de pollo sin hueso y sin piel

1 cabeza de brócoli, cortada en floretes

1 cucharada de aceite de ajonjolí

Modo de Preparación:

Rocía un poco de aceite de oliva en una sartén y colócalo a fuego medio.

Agrega la miel y la salsa de soya, pon los muslos de pollo en la sartén y revuelve para cubrirlos con soya y miel, saltea durante aproximadamente 15 minutos o hasta que el pollo esté casi cocido.

Agrega el brócoli en el sartén, aumenta el fuego a alto, salpicas unas cucharaditas de agua en la sartén e inmediatamente coloca una tapa sobre la sartén; cocinará el brócoli a vapor.

Una vez que el agua se haya evaporado, retira la tapa y verifica que el pollo se haya cocinado y que el brócoli esté cocido pero crujiente.

Rocía el aceite de ajonjolí sobre el brócoli antes de dividir el pollo y el brócoli entre tus 4 recipientes.

¡Cubre y guarda en el refrigerador hasta que lo necesites!

Ensalada de Quinua y Verduras Frescas

Tiempo total: 25 minutos

Ingredientes:

1 taza de quinua seca

1 ½ tazas de caldo de pollo reducido en sal

3 tazas de lechuga picada (usa cualquiera, yo uso iceberg)

2 tazas de hojas de espinaca baby

2 pimientos verdes, sin semillas, en rodajas

3 onzas de queso feta, cortado en trozos pequeños

Sal y pimienta, al gusto

Modo de Preparación:

Enjuaga bien la quinua en un colador para eliminar la capa externa amarga.

Lleva el caldo de pollo a ebullición en una olla pequeña y agrega la quinua, revuelve para combinar, luego baja el fuego a fuego lento, tapa y cocina durante 12-15 minutos o hasta que el líquido haya desaparecido y la quinua esté suave.

Divide la quinua cocida entre tus 4 recipientes, luego divide la lechuga, las espinacas, los pimientos y el queso feta entre los recipientes y colócalos encima de la quinua.

Espolvorea con sal y pimienta y una pizca de aceite de oliva para terminar.

¡Cubre y coloca en el refrigerador hasta que lo necesites!

Pila de Obleas Caseras de Hummus, Tomate y Arroz con Jamón

Tiempo total: 20 minutos

Ingredientes:

1 lata de garbanzos, escurridos

1 cucharada de tahini

1 diente de ajo

4 cucharadas aceite de oliva

1 limón

Sal y pimienta, al gusto

12 obleas de arroz

2 tomates grandes, en rodajas

4 rebanadas grandes de jamón

Modo de Preparación:

Haz el hummus colocando los garbanzos, el tahini, el diente de ajo, el aceite de oliva, el jugo de un limón, la sal y la pimienta en una licuadora o procesador de alimentos y mezcla hasta que quede suave.

Envuelve tus obleas de arroz en una envoltura de plástico para mantenerlas frescas y colócalas en la despensa.

Coloca una buena gota de hummus en una esquina de tus recipientes herméticos, luego también divide el tomate y el jamón entre los recipientes.

Coloca la tapa en tus recipientes y colócalos en el refrigerador hasta que lo necesites.

Cuando llegue el momento de empacar tu comida en tu bolsa de trabajo, simplemente coloca un contenedor de ingredientes en tu bolsa y toma también un paquete de obleas de arroz envueltas.

¡Ármalo justo antes de comer para un almuerzo fresco y crujiente!

Salmón a la Parrilla y Verduras de Temporada

Tiempo total: 30 minutos

Ingredientes:

4 filetes de salmón de pequeños a medianos

Sal y pimienta, al gusto

Aceite de oliva

1 cabeza de brócoli, cortada en floretes

2 calabacines grandes, picados en trozos

1 cucharada de aceite de ajonjolí

Modo de Preparación:

Precaliente el horno a 356 grados Fahrenheit y forra una bandeja para hornear con papel para hornear, coloca los filetes de salmón en la bandeja y espolvorea sal, pimienta y un poco de aceite de oliva.

Coloca en el horno y hornea durante aproximadamente 12 minutos o hasta que esté cocinado a tu gusto.

Mientras se cocina el salmón, prepara las verduras colocando una olla de agua a fuego alto y hierve, coloca una cesta humeante o una caldera doble sobre la olla y pon dentro las verduras, coloca la tapa en la cesta.

Cuece las verduras al vapor durante unos minutos hasta que estén cocidas, espolvorea con el aceite de ajonjolí y un poco de sal y pimienta.

Coloca un filete de salmón en cada recipiente y divide las verduras entre cada recipiente.

Coloca la tapa en cada recipiente y mételos en el refrigerador para almacenar antes de servir.

¡Come caliente o frío!

Ensalada de Pollo, Fresa y Arroz Negro

Tiempo total: 40 minutos

Ingredientes:

2 tazas de arroz negro seco

1 pechuga de pollo grande

Aceite de oliva

Sal y pimienta, al gusto

1 taza de fresas, sin tallos, en rodajas

1 limón

Modo de Preparación:

Precaliente el horno a 356 grados Fahrenheit y forra una bandeja para hornear con papel para hornear.

Coloca el arroz en una olla y agrega 4 tazas de agua y una pizca de sal, hierve, reduce a fuego lento, cubre y deja hervir hasta que el agua haya desaparecido y el arroz esté cocido.

Mientras se cocina el arroz, cocina el pollo colocándolo en la bandeja para hornear forrada, rocía con aceite de oliva y espolvorea con sal y pimienta, hornea en el horno precalentado durante aproximadamente 20 minutos o hasta que esté completamente cocido.

Desmenuza la pechuga de pollo cocida y agrégala a la olla con el arroz negro cocido.

Coloca las fresas en la olla y exprime el jugo de un limón.

Sazonar con sal y pimienta antes de revolver para combinar.

¡Divide entre tus 4 recipientes, cúbrelos y guárdelos en el refrigerador hasta que lo necesites!

Arroz de Coliflor Y Pollo al Ají

Tiempo total: 30 minutos

Ingredientes:

1 cabeza de coliflor, sin el centro, cortes en floretes cortados en trozos

Sal y pimienta, al gusto

4 muslos de pollo deshuesados y sin piel

2 cucharadas de aceite de oliva

1 chile rojo fresco, finamente picado

1 diente de ajo machacado

1 limón, cortado en cuartos

Modo de Preparación:

Precalienta el horno a 356 grados Fahrenheit y forra una bandeja para hornear con papel para hornear.

Coloca la coliflor en un procesador de alimentos y mezcla hasta que se asemeje al tamaño y la consistencia del arroz.

Coloca la coliflor en un tazón y espolvorea con sal y pimienta, colócala en el microondas y cocina en ALTO por incrementos de 1 minuto hasta que esté bien cocida.

Coloca los muslos de pollo en la bandeja para hornear forrada y rocía el aceite de oliva, el chile, ajo, la sal y pimienta sobre la masa para combinar y asegúrate de que el pollo esté bien cubierto.

Pon el pollo en el horno precalentado y hornea durante aproximadamente 20 minutos o hasta que el pollo esté bien cocido.

Divide el arroz de coliflor entre los 4 recipientes y coloca un muslo de pollo en cada recipiente sobre el "arroz".

Pon un cuarto de limón en cada recipiente, cubre y mételos en el refrigerador hasta que lo necesite.

Ensalada de Brócoli con Semillas Tostadas

Tiempo total: 20 minutos

Ingredientes:

Aceite de oliva

1 cabeza grande de brócoli, sin tallo, cortada en floretes

¼ cebolla roja, finamente picada

2 cucharadas de semillas de calabaza

2 cucharadas de semillas de girasol

3 cucharadas de queso parmesano rallado

Sal y pimienta, al gusto

Modo de Preparación:

Rocía un poco de aceite de oliva en una sartén y colócalo a fuego medio.

Agrega el brócoli y saltea por unos minutos.

Vierte unas cucharadas de agua en la sartén e inmediatamente coloca una tapa en la parte superior para atrapar el vapor, esto cocerá el brócoli al vapor.

Una vez que el agua se haya evaporado y el brócoli esté cocido, pero todavía tenga este crujiente, agrega la cebolla roja, las semillas de calabaza y las semillas de girasol, sigue cocinando durante aproximadamente 1 minuto hasta que las semillas estén ligeramente tostadas.

Divide la mezcla de brócoli entre tus 4 recipientes y espolvorea el queso parmesano sobre cada uno.

Termina con una pizca de sal y pimienta y un poco de aceite de oliva.

¡Cubre y mételo en el refrigerador hasta que lo necesites!

Ensalada de Frijoles Blancos y Tomate con Aderezo Balsámico

Tiempo total: 10 minutos

Ingredientes:

2 latas de frijoles blancos, escurridos

3 tomates maduros, cortados en trozos

Un pequeño puñado de albahaca fresca, picada

2 cucharadas de vinagre balsámico mezclado con 2 cucharadas de aceite de oliva

Sal y pimienta, al gusto

Modo de Preparación:

Coloca los frijoles, tomates, albahaca, balsámico, aceite de oliva, sal y pimienta en un tazón pequeño y mezcla para combinar.

Divide en tus 4 recipientes, cubre y mete en el refrigerador para almacenar hasta que sea necesario.

¡Cómelo frío!

"Tazón" de Bandeja de Muslo de Pollo con Verduras Asadas

Tiempo total: 35 minutos

Ingredientes:

4 muslos de pollo, deshuesados y sin piel

2 zanahorias, cortadas en trozos pequeños

2 chirivías, peladas y cortadas en trozos

2 remolachas crudas, cortadas en trozos

1 cebolla roja grande, cortada en gajos

1 cucharada de hierbas secas mixtas

Aceite de oliva

Sal y pimienta, al gusto

1 limón, cortado en cuartos

Modo de Preparación:

Precaliente el horno a 356 grados Fahrenheit y forra una bandeja para hornear con papel para hornear.

Coloca los muslos de pollo, zanahorias, chirivías, remolacha, cebolla, hierbas y una pizca de aceite de oliva en la bandeja, agrega una pizca de sal y pimienta y combina todos los ingredientes con las manos.

Mete la bandeja en el horno y hornea durante aproximadamente 30 minutos o hasta que el pollo esté bien cocido y las verduras estén suaves.

Divide el pollo y las verduras entre los 4 recipientes y coloca un cuarto de limón en cada recipiente.

¡Mete en el refrigerador para guardar hasta que necesites!

Ensalada Fría de Fideos Soba con Anacardos, Zanahoria y Tofu

Tiempo de total: 20 minutos

Ingredientes:

14 onzas de fideos de soba secos

2 cucharadas de aceite de ajonjolí

2 cucharadas de salsa de soya

1 cucharada de miel

9 onzas de tofu firme, en rodajas

1/3 de taza de anacardos crudos

2 zanahorias, peladas y picadas en trozos pequeños

Modo de Preparación:

Coloca una olla de agua a fuego alto, hierve y agrega los fideos de soba, cocina hasta que estén suaves.

Mientras se cocinan los fideos, rocía el aceite de ajonjolí, la salsa de soya y la miel en una sartén antiadherente pequeña y colócala a fuego medio.

Pon las rodajas de tofu en la sartén caliente y cocina por un par de minutos por cada lado hasta que estén doradas.

Escurre los fideos y colócalos en un tazón.

Agrega los anacardos, las zanahorias y el tofu cocido con el aceite/ salsa de soya sobrante en la sartén.

Revuelve para combinar.

¡Divídelo en tus 4 recipientes, cúbrelos y mete en el refrigerador para guardarlo hasta que necesites!

¡Se come mejor frio!

Ensalada de albahaca, tomate y Halloumi con Cos y Pepino

Tiempo total: 15 minutos

Ingredientes:

7 onzas de queso halloumi, rebanado en 12 rebanadas

2 cos o lechugas romanas, picadas

1 taza de pepino picado

3 tomates grandes, en rodajas

Un puñado grande de albahaca fresca, picada

2 cucharadas de vinagre de manzana mezclado con 2 cucharadas. aceite de oliva

Modo de Preparación:

Calienta una sartén antiadherente a fuego alto.

Agrega las rebanadas de halloumi al sartén y cocina por ambos lados hasta que estén doradas.

Divide la lechuga, el pepino, los tomates, la albahaca y el halloumi entre los 4 recipientes.

Espolvorea con sal y pimienta y la mezcla de aceite/vinagre, revuelve suavemente para combinar y cubre con el aderezo.

Tapa y mete en el refrigerador para almacenar hasta que sea necesites.

Paquetes de Cobertura Preparada para Obleas de Arroz

Tiempo total: 10 minutos

Ingredientes:

1 taza de queso cottage

4 cucharadas de cebollín picado

1 tomate fresco, en rodajas

4 rebanadas de jamón o pavo

4 cucharadas de mantequilla de maní

1 plátano, cortado en 4 trozos

(más 4 obleas de arroz por porción de almuerzo)

Modo de Preparación:

Coloca el queso cottage, cebollín, tomate, jamón o el pavo, la mantequilla de maní y el plátano en un recipiente con compartimentos separados.

Cubre y mete en el refrigerador para almacenar hasta que sea necesario.

¡Envuelve las obleas de arroz en bolsas sellables o envolturas de plástico, o guárdalas en un recipiente hermético en el trabajo para sacarlas cuando necesites!

Bolas de Carne de Cordero Picada con Salsa de Yogurt y Pepino

Tiempo total: 25 minutos

Ingredientes:

17.5 onzas de carne de cordero picada

½ cebolla roja, finamente picada

1 huevo

½ taza de harina de almendras

Sal y pimienta, al gusto

Aceite de oliva

½ taza de yogurt griego natural

¾ de taza de pepino finamente picado

Modo de Preparación:

Coloca el cordero picado, la cebolla roja, el huevo, la harina de almendras, la sal y la pimienta en un tazón y revuelve para combinar.

Rocía un poco de aceite de oliva en una sartén antiadherente y colócalo a fuego medio.

Enrolla la mezcla de cordero en 16 bolas y colócalas en 2 lotes en el sartén caliente, cocina durante aproximadamente 7 minutos, gira varias veces hasta que estén doradas y bien cocidas.

Mezcla el yogur y el pepino en un tazón pequeño.

Coloca 4 bolas de cordero en cada recipiente y agrega una gota de la mezcla de yogurt encima.

Cubre y coloca en el refrigerador para almacenar hasta que sea necesario.

¡cómelo frío o caliente! (Pon el yogurt de lado si desea comer las bolas de cordero calientes, para que no tengas también que calentar el yogurt).

Envolturas Integrales de Salmón Ahumado y Aguacate

Tiempo total: 20 minutos

Ingredientes:

4 envolturas integrales

2 tazas de lechuga, en rodajas gruesas

2 aguacates, cortado en rodajas

3 onzas de salmón ahumado

Aceite de oliva

1 cucharada de vinagre balsámico mezclado con 1 cucharada de aceite de oliva

Modo de Preparación:

Coloca las envolturas en una tabla grande o plato limpio.

Pon una pila de lechuga en cada una, luego agregue ½ aguacate (en rodajas) encima, coloca el salmón encima del aguacate y rocía con aceite de oliva y vinagre.

Envuelve cuidadosamente tus envolturas en paquetes apretados, colócalas en contenedores y guárdalas en el refrigerador hasta que necesites.

Ensalada Fría de Atún y Pasta

Tiempo total: 30 minutos

Ingredientes:

1 ½ tazas de pasta penne integral (¡o cualquier otra forma de pasta que tengas a la mano!)

2 latas de atún (las latas de una sola porción) escurridas

2 zanahorias, peladas y cortadas en trozos pequeños

¾ de taza de granos de maíz

1 aguacate, cortado en trozos

1 pimiento rojo, con las semillas retiradas, cortado en trozos pequeños

Sal y pimienta, al gusto

Modo de Preparación:

Pon una olla de agua a hervir y agrega una pizca de sal y la pasta seca, cocina hasta que la pasta esté al dente (algunas pastas difieren, así que usa las instrucciones del paquete).

Escurre la pasta y deja enfriar un poco antes de agregar el atún, zanahorias, maíz, aguacate, pimiento, sal, pimienta y una pizca de aceite de oliva.

Divide la ensalada de pasta entre sus 4 recipientes, cubre y mete en el refrigerador para almacenar hasta que sea necesario.

¡Sírvase frio!

Sándwiches Calientes de Atún, Maíz y Queso (para días de trampa y antojos)

Tiempo total: 15 minutos

Ingredientes:

4 rebanadas de queso cheddar

8 rebanadas de pan integral

1 taza de granos de elote, frescos o enlatados

2 latas pequeñas de atún (latas de una sola porción, media lata por sándwich)

Sal y pimienta, al gusto

Modo de Preparación:

Pon una rebanada de queso en 4 de tus rebanadas de pan, cubre con granos de maíz y atún, espolvorea con sal y pimienta y luego coloca la otra rebanada de pan encima de cada sándwich.

Envuélvelos en una envoltura de plástico para mantener los sándwiches juntos y colócalos en recipientes herméticos.

¡Guárdalo en el refrigerador hasta que necesites y mete en una sandwichera caliente para tostar antes de comer!

Batatas Rellenas

Tiempo total: 20 minutos

Ingredientes:

4 batatas, picadas con un tenedor

1 cebollín, finamente picado

Un pequeño puñado de perejil, finamente picado

1 taza de queso cottage

1 taza de hojas de espinaca baby

Sal y pimienta, al gusto

Modo de Preparación:

Coloca las batatas en el microondas y cocina en ALTO por incrementos de 1 minuto hasta que estén completamente suaves.

Corta las batatas por la mitad, retira el relleno y colócalas en un tazón pequeño.

Agrega el cebollín, el perejil, el queso cottage, las espinacas, la sal y la pimienta, revuelve para combinar.

Vuelve a llenar las cáscaras de batata con el relleno y coloca 2 mitades en cada uno de tus 4 contenedores.

¡Mete en el refrigerador para guardar hasta que sea necesario!

Pollo a la Parrilla con Batatas y Espárragos

Tiempo total: 35 minutos

Ingredientes:

4 pechugas de pollo pequeñas

1 batata grande, cortada en trozos

16 tallos de espárragos, extremos difíciles removidos

2 cucharadas de aceite de oliva

1 cucharada de romero seco

Sal y pimienta, al gusto

Modo de Preparación:

Precaliente el horno a 356 grados Fahrenheit y prepara una bandeja forrándola con papel para hornear.

Coloca el pollo, la batata, los espárragos, el aceite de oliva, el romero, la sal y la pimienta en la bandeja y combina con las manos hasta que todo esté cubierto de aceite y condimento.

Mete en el horno y hornea durante aproximadamente 30 minutos o hasta que el pollo esté bien cocido y las batatas estén suaves.

Divide entre 4 recipientes, cúbrelos y mételos en el refrigerador hasta que necesites.

¡Cómelo caliente o frío!

Tazón de Arroz Integral y Atún

Tiempo total: 25 minutos

Ingredientes:

2 tazas de arroz integral seco

4 latas pequeñas de atún sin sabor (las latas de una sola porción)

1 zanahoria, pelada y picada en trozos pequeños

1 pimiento rojo, sin semillas, cortado en trozos pequeños

1 taza de pepino picado

1 cucharada de vinagre balsámico

Modo de Preparación:

Pon el arroz integral en una olla y agrega 3 ½ tazas de agua y una pizca de sal, hierve y luego reduce a fuego lento, deja tapado hasta que el agua haya desaparecido y el arroz esté suave (¡pero solo lo suficiente!).

Divide el arroz cocido entre tus 4 recipientes y agrega el contenido de una lata de atún en cada uno, divide la zanahoria, el pimiento, el pepino y el vinagre balsámico entre los 4 recipientes y revuelve para combinar con el arroz.

¡Cubre y mete en el refrigerador para almacenar hasta que sea necesario!

Capítulo 8

Plan para la Cena

Ensalada Arcoíris de Pollo

Tiempo total: 30 minutos

Ingredientes:

2 pechugas de pollo

Aceite de oliva

Sal y pimienta, al gusto

½ cabeza de repollo rojo, en rodajas finas

2 zanahorias ralladas

1 taza de pepino en cubos

2 pimientos amarillos, sin semillas y en rodajas finas

½ cabeza de lechuga iceberg, picada

2 tomates picados en trozos

2 cucharadas de vinagre balsámico mezclado con 2 cucharadas de aceite de oliva

Modo de Preparación:

Precalienta el horno a 356 grados Fahrenheit y forra una bandeja para hornear con papel para hornear.

Pon las pechugas de pollo en la bandeja y frota con aceite de oliva, sal y pimienta, coloca en el horno y hornea durante aproximadamente 25 minutos o hasta que estén completamente cocidas.

Corta las pechugas de pollo cocidas en rodajas finas.

Coloca el repollo, la zanahoria, el pepino, los pimientos, la lechuga, los tomates, el vinagre balsámico, el aceite de oliva y el pollo en un tazón grande y revuelve suavemente para combinar y cubrir con aceite y vinagre.

¡Divide la ensalada entre tus 6 recipientes, cúbrelos y mete en el refrigerador para guardar hasta que la necesites!

Come dentro de las 3 noches de haberla hecho (3 cenas para 2 personas).

Pila de Verduras con Queso Feta y Menta

Tiempo total: 25 minutos

Ingredientes:

8 champiñones Portobello grandes

2 calabacines grandes, en rodajas a lo largo

1 berenjena grande, cortada en 8 rodajas

2 tomates grandes, en rodajas

2 cucharadas de aceite de oliva

2 dientes de ajo, molidos

Sal y pimienta, al gusto

3.5 onzas de queso feta

Un pequeño puñado de hojas de menta fresca

Modo de Preparación:

Precalienta el horno a 356 grados Fahrenheit y forra una bandeja para hornear con papel para hornear.

Coloca los champiñones, rodajas de calabacín, rodajas de berenjena y rodajas de tomate en la bandeja y rocía sobre estos el aceite de oliva, ajo, sal y pimienta.

Pon la bandeja en el horno y hornea durante aproximadamente 20 minutos hasta que estén tiernos y dorados.

Crea tus pilas por capas en este orden: champiñones, queso feta, rodajas de calabacín, queso feta, rodajas de berenjena, menta, rodajas de tomate, queso feta, menta.

¡Coloca una brocheta en el medio de cada pila para mantenerlos juntos si eso quieres!

Empaca en tus recipientes, cúbrelos y mete en el refrigerador hasta necesitarlos.

Pastel de Sheppard con Inspiración Mexicana

Tiempo total: 45 minutos

Ingredientes:

Aceite de oliva

1 cebolla, finamente picada

17 onzas carne molida

2 latas (14 oz.) de frijoles negros, escurridos

1 cucharada de chile en polvo

1 cucharada de cilantro

1 lata (14 oz.) de tomates picados

2 batatas grandes, picadas en trozos

Sal y pimienta, al gusto

Un puñado grande de cilantro, picado

Modo de Preparación:

Precaliente el horno a 356 grados Fahrenheit.

Rocía un poco de aceite de oliva en una olla grande y ponlo a fuego medio.

Pon las cebollas en la olla y saltea hasta que estén suaves.

Agrega la carne picada y saltea hasta que se dore.

Agrega los frijoles negros, el chile en polvo, el cilantro y los tomates enlatados, revuelve para combinar.

Deja hervir a fuego lento durante unos 10 minutos mientras preparas las batatas.

Pincha las batatas por todas partes y colócalas en el microondas, cocina en ALTO por incrementos de 1 minuto hasta que estén completamente suaves.

Corta las batatas en trozos y ponlas en un tazón, tritura con un triturador de papas o un tenedor, agrega una pizca de sal y pimienta y revuelve.

Vierte la mezcla de carne picada y frijoles en un recipiente para horno grande y extiende el puré de batatas por encima.

Espolvorea el cilantro sobre la parte superior de las batatas.

Mete en el horno y hornea por aproximadamente 30 minutos hasta que estén doradas.

Deja enfriar antes de cortar en 8 trozos, apilar en un recipiente hermético/y guardar en el refrigerador o congelador hasta que sea necesario.

Acelga Suiza y Pastel de Ricotta Sin Corteza

Tiempo total: 30 minutos

Ingredientes:

Mantequilla o aceite de cocina en aerosol

5 huevos

9 onzas de queso ricotta

4 tazas de acelgas ralladas

1 cebolla, finamente picada

½ taza de queso cheddar rallado

Puñado de perejil fresco, finamente picado

½ cucharadita de levadura en polvo

Sal y pimienta, al gusto

Modo de Preparación:

Precalienta el horno a 356 grados Fahrenheit y engrasa un recipiente para hornear con mantequilla o aceite en aerosol.

Coloca todos los ingredientes, más una pizca de sal y pimienta en un tazón y mezcla hasta que esté completamente combinado.

Vierte en tu recipiente para hornear listo y métclo en el horno.

Hornea durante aproximadamente 25 minutos o hasta que esté listo y comience a dorarse en la parte superior.

Cortar en 6 piezas, empacar con tapa en los contenedores elegidos y guardar en el refrigerador o congelador hasta que sea necesario.

Una pequeña gota de condimento de tomate va muy bien junto a este pastel sin corteza.

Ensalada De Filete Y Zoodle

Tiempo total: 25 minutos

Ingredientes:

3 calabacines grandes, cortados en fideos con un espiralizador

Sal y pimienta, al gusto

Aceite de oliva

2 filetes de sirlon (o 1 realmente grande, usa tu criterio para determinar cuánto filete quieres para cada porción)

Jugo de un limón mezclado con 2 cucharadas de aceite de oliva

2 cucharadas de semillas de sésamo

Modo de Preparación:

Coloca los fideos de calabacín en un recipiente apto para microondas y cocina en el microondas durante 1 minuto. ¡No los cocines demasiado, ya que no quieres que estén fangosos o blandos! Espolvorea con sal y pimienta y ponlo de lado.

Calienta una pequeña cantidad de aceite de oliva en una sartén antiadherente y coloca a fuego alto.

Pon el bistec en la sartén caliente y cocina a tu gusto, déjalo en una tabla para reposar. Puedes sazonar el filete con sal y pimienta en esta etapa.

Mantén el sartén al fuego y agrega las semillas de ajonjolí al sartén y tuesta en los jugos de carne sobrantes hasta que estén dorados y fragantes.

Corta en rodajas finas tu filete y agrégalo al tazón de zoodles, añade las semillas de ajonjolí y el aceite de oliva y el aderezo de limón, revuelve para combinar.

¡Empaca en tu/s recipiente/s, cubre y coloca en el refrigerador para almacenar hasta que sea necesario!

Me encanta comer esta ensalada fría, directamente de la nevera.

Pescado Empanizado Para El Congelador

Tiempo total: 15 minutos

Ingredientes:

2 huevos, ligeramente batidos

1 taza de pan rallado mezclado con una pizca de sal y pimienta

4 filetes grandes de pescado blanco, cortados en 3 trozos cada uno

Modo de Preparación:

Prepáralo comenzando por colocar el huevo batido en un tazón pequeño en tu espacio de trabajo, y tus migas de pan mezcladas con sal y pimienta esparcidas en un plato, ten tus trozos de pescado junto a estos en un plato, listos para sumergir.

Ten lista una bandeja forrada con papel para hornear para que puedas poner el pescado recubierto a congelar.

Sumerge los trozos de pescado en los huevos batidos y transfiérelos directamente a las migas de pan, volteándolos para cubrirlos por todos lados.

Coloca el pescado recubierto en tu bandeja forrada, cubre con una envoltura de plástico y mete en el congelador hasta que esté casi congelado.

Coloca los trozos de pescado casi congelados en tu pequeño recipiente forrado con papel para hornear, coloca otra capa de papel entre cada pescado para que no se peguen.

¡Mete directamente en el horno desde el congelador cuando quieras comerlos! No los descongeles primero.

Curry de Judías Verdes, Papas y Guisantes

Tiempo total: 30 minutos

Ingredientes:

Aceite de oliva

4 dientes de ajo, finamente picados

1 cebolla finamente picada

4 cucharadas de pasta de curry verde comprada en la tienda

5 papas grandes, cortadas en cubos o trozos

2 tazas de judías verdes congeladas

2 tazas de guisantes congelados

1 taza (8fl oz.) de caldo de pollo o vegetales

3 tazas (24fl oz.) de leche de coco

Sal, al gusto

Modo de Preparación:

Rocía un poco de aceite de oliva en una olla o sartén grande y colócalo a fuego medio.

Agrega el ajo, la cebolla y la pasta de curry, revuelve para combinar y deja saltear durante un par de minutos hasta que la pasta de curry esté fragante.

Agrega las papas, frijoles, guisantes, caldo y leche de coco a la olla y revuelve para combinar, agrega una pizca de sal para sazonar.

Deja que el curry hierva durante aproximadamente 20 minutos o hasta que las papas estén suaves, pero no blandas.

Deja enfriar antes de dividir entre tus 6 recipientes, cubriéndolos y colocándolos en el refrigerador o congelador.

Pescado Hervido con Coco con Maní y Verduras Asiáticas

Tiempo total: 25 minutos

Ingredientes:

1 ½ tazas (12fl oz.) de leche de coco

1 cucharada de salsa de soja

1 cucharada de salsa de pescado

1 cucharada hojuelas de chile

4 filetes de pescado blanco

2 racimos de bok choi, sin base, hojas lavadas

½ taza de maní tostado y salado

1 cucharada de aceite de ajonjolí

Modo de Preparación:

Agrega la leche de coco, la salsa de soya, la salsa de pescado, las hojuelas de chile y los filetes de pescado en una sartén u olla profunda y ponlos a fuego medio.

Llevar a ebullición suave y dejar hervir a fuego lento durante unos 10 minutos o hasta que el pescado esté recién cocido.

Agrega el bok choi a la olla y coloca la tapa sobre la olla, déjalo durante 1 minuto para vaporizar suavemente el bok choi.

Divide el pescado, el bok choi y la leche de coco entre tus 4 recipientes y espolvorea los cacahuetes y el aceite de ajonjolí por encima, cubre y mete en el refrigerador o congelador para guardarlos hasta que sea necesario.

Si lo deseas, una pizca de chile fresco y cilantro es una magnífica adición antes de comer.

Paquete de Filete Marinado para Congelador

Tiempo total: 15 minutos

Ingredientes:

4 filetes de carne, cortados en rodajas

2 cucharadas de aceite de oliva

2 cucharadas de salsa de soja

1 cucharada de miel

Sal y pimienta, al gusto

Modo de Preparación:

Coloca las tiras de carne, el aceite de oliva, la salsa de soya, la miel y una pizca de sal y pimienta en un tazón y revuelve para combinar, asegurándote de que cada trozo de carne esté cubierto de aceite, miel y salsa.

Divide el filete marinado entre tus 8 bolsas sellables aptas para congelador y apílalo en el congelador para guardarlo hasta que sea necesario.

Para cocinar, deja que se descongele en la bolsa antes de vaciar en una sartén caliente para saltear con verduras, arroz, ¡huevo o lo que desee!

Paquetes de Cerdo Marinado

Tiempo total: 30 minutos

Ingredientes:

4 filetes de cerdo, cortados en rodajas

2 cucharadas de aceite de oliva

Jugo de 1 limón

1 ramita pequeña de romero fresco, picado

1 cucharada hierbas secas mixtas (usa hierbas frescas si las tienes, pero no te preocupe si no, las hierbas secas están bien)

4 dientes de ajo machacados

Modo de Preparación:

Pon todos los ingredientes en un tazón y revuelve para combinar, asegurándote de que la carne de cerdo esté completamente cubierta de aceite, jugo de limón, ajo y hierbas.

Divide entre sus 8 bolsas aptas para el congelador, sella y apila en el congelador para almacenar hasta que sea necesario.

Dejar descongelar antes de cocinar en una sartén caliente.

Salsa para Pasta Preparada: Tomate

Tiempo total: 30 minutos

Ingredientes:

Aceite de oliva

6 dientes de ajo, finamente picados

2 cebollas, finamente picadas

3 latas (14 oz.) de tomates picados

2 cucharadas de vinagre balsámico

1 cucharada de miel

1 cucharada de hierbas secas mixtas

Sal y pimienta, al gusto

Modo de Preparación:

Rocía el aceite de oliva en una sartén y ponlo a fuego medio.

Agrega el ajo y la cebolla a la sartén y saltea hasta que estén suaves.

Agrega los tomates, el vinagre balsámico, la miel, las hierbas y una pizca de sal y pimienta, revuelve para combinar.

Cubre la olla y deja hervir a fuego lento durante 20 minutos.

¡Deja que la salsa se enfríe un poco antes de dividirla entre tus 4 recipientes, cúbrelo y empaquételo en el congelador para guardarlo hasta que necesites!

¡También podrías usar esta salsa para fideos de calabacín y albóndigas!

Saludable Cordero Al Curry Con Cuscús

Tiempo total: 30 minutos

Ingredientes:

Aceite de oliva

2 cebollas, picadas

1 cucharada de cúrcuma molida

1 cucharada de chile en polvo

1 cucharada de comino seco

1 cucharada de cilantro seco

½ cucharada de canela

20 onzas de filete de cordero (filete de pierna funciona muy bien), cortado en cubos

2 tazas (16fl oz.) de caldo de cordero

2 latas (14 oz.) de tomates picados

Sal y pimienta, al gusto

2 tazas de cuscús seco

Modo de Preparación:

Rocía un poco de aceite de oliva en una sartén u olla grande y ponlo a fuego medio.

Agrega las cebollas, la cúrcuma, el chile en polvo, el comino, el cilantro y la canela, y caliente hasta que las cebollas estén suaves.

Agrega los cubos de cordero y revuelve para cubrir las especias y las cebollas, saltea durante un par de minutos para dorar la carne.

Agrega el caldo de cordero, los tomates, la sal y la pimienta para mezclar.

Coloca la tapa en la olla o sartén y deja que hierva a fuego lento durante unos 25 minutos hasta que el cordero esté cocido y la salsa de curry esté rica y comience a espesar.

Mientras se cocina el curry, prepara el cuscús: coloca el cuscús seco en un recipiente y vierte 2 tazas y media de agua hirviendo, cubre el recipiente y déjalo por unos 5 minutos hasta que el cuscús esté suave.

Destapa el cuscús y agrega una pizca de sal y pimienta, usa un tenedor para esponjar el cuscús y luego divídelo entre tus 6 recipientes.

¡Divide el curry de cordero entre los recipientes y colócalo encima del cuscús, cúbrelo y Métbelo en el refrigerador o congelador para guardarlo hasta que sea necesario!

Salmón Con Mango Y Lentejas

Tiempo total: 20 minutos

Ingredientes:

Aceite de oliva

2 filetes de salmón grandes, cortados por la mitad para hacer 4 pedazos iguales

1 cucharada de salsa de soya

1 cucharada de salsa de chile dulce

2 tazas de lentejas marrones cocidas (¡usa las enlatadas, mucho más fácil!)

1 mango maduro, sin piel, en trozos pequeños

4 hojas de menta fresca, finamente picadas

Modo de Preparación:

Rocía un poco de aceite de oliva en un sartén antiadherente y ponlo a fuego medio.

Agrega los trozos de salmón al sartén caliente con la piel hacia abajo y cocina durante 2 minutos por cada lado o hasta que estén bien cocidos.

Vierte la salsa de soya y la salsa de chile sobre el salmón.

Divide las lentejas entre tus 4 recipientes, agrega el mango a cada recipiente, luego coloca un trozo de salmón encima, termina rociando cada trozo de salmón con la menta fresca.

¡Cubre los recipientes y mételos en el refrigerador o congelador hasta que sea necesario!

Sopa de Pollo para Congelador

Tiempo total: 30 minutos

Ingredientes:

5 muslos de pollo deshuesados, cortados en trozos pequeños

1 cebolla, finamente picada

4 tazas (32fl oz.) de caldo de pollo

2 tazas (16fl oz.) de agua

1 lata (14 oz.) de granos de maíz, escurridos

2 cebolletas, en rodajas finas

Sal y pimienta, al gusto

Modo de Preparación:

Coloca todos los ingredientes en una olla y agrega una pizca de sal y pimienta, ponlo a fuego medio y cubre.

Deja hervir a fuego lento durante aproximadamente 30 minutos hasta que el pollo esté bien cocido.

Deja enfriar un poco antes de dividir en tus 6 recipientes, cubre y apila en el congelador para almacenar hasta que sea necesario.

¡Deja los recipientes congelados en el fregadero para descongelarlos antes de calentarlos completamente, o simplemente pon la sopa congelada en una olla a fuego alto para acelerar el proceso!

Salsa para Pasta Preparada: Pesto

Tiempo total: 10 minutos

Ingredientes:

2 tazas de hojas frescas de albahaca

3.5 onzas de queso parmesano, cortado en trozos pequeños

1/3 taza de aceite de oliva

3 dientes de ajo, picados

½ taza de piñones, (son muy caros, ¡utiliza anacardos para una opción más barata!)

Sal y pimienta, al gusto

Modo de Preparación:

Coloca todos los ingredientes en una licuadora o procesador de alimentos pequeño y agrega una pizca de sal y pimienta.

Licúa hasta que esté suave pero aún con algunos pedazos pequeños de nueces restantes.

Vierte en un frasco o recipiente y guárdalo en el refrigerador hasta que lo necesites.

También puedes usar esto como aderezo para ensaladas de papa o pollo.

Salsa para Pasta Preparada: Champiñones Cremosos

Tiempo total: 20 minutos

Ingredientes:

2 cucharadas de aceite de oliva

5 tazas de champiñones picados (¡si quieres, usa una variedad de diferentes tipos de champiñones! Yo uso champiñones blancos y champiñones Portobello)

8 dientes de ajo, finamente picados

1 ramita de romero fresco, finamente picado

3fl oz. de vino blanco

½ taza (4fl oz.) de crema agria

½ taza (4fl oz.) de yogurt natural

Modo de Preparación:

Rocía el aceite de oliva en una sartén y ponlo a fuego medio.

Agrega los champiñones, el ajo y el romero o las hierbas mixtas, saltea durante unos minutos hasta que los champiñones hayan comenzado a encogerse y a colorearse.

Agrega el vino y cocina a fuego lento hasta que el alcohol se evapore.

Agrega la crema agria y el yogur y revuelve para combinar.

Apaga el fuego y deja que la salsa se enfríe un poco antes de dividirla en tus 4 recipientes, ¡cubre y mete en el congelador para almacenar hasta que sea necesario!

Paquetes de Tacos para Congelador

Tiempo total: 30 minutos

Ingredientes:

3 pechugas de pollo grandes, cortadas en rodajas pequeñas

3 pimientos rojos, sin semillas y en rodajas finas

2 cebollas rojas, en rodajas finas

2 latas (14 oz.) de tomates picados

6 dientes de ajo, finamente picados

2 cucharaditas pimentón

1 cucharada de comino molido

1 cucharada de cilantro molido

1 cucharada de chile en polvo

2 cucharadas de aceite de oliva

Modo de Preparación:

Coloca todos los ingredientes en un tazón grande y revuelve para combinar, asegurándote de que cada pieza de pollo y verduras esté cubierta con aceite de oliva y especias.

Divide la mezcla entre 8 bolsas sellables aptas para congelador, sella y apila en el refrigerador para almacenar hasta que sea necesario.

Deja descongelar antes de saltear en una sartén caliente hasta que esté completamente cocido y las cebollas y los pimientos estén ligeramente carbonizados.

Paquetes de Pollo Empanizado para Congelador

Tiempo total: 15 minutos

Ingredientes:

2 huevos, ligeramente batidos

2 tazas de pan rallado mezclado con una pizca de sal y pimienta

4 pechugas de pollo grandes, cada una cortada en 6 piezas

Modo de Preparación:

Prepara tu espacio de trabajo colocando el huevo batido en un tazón pequeño junto a un plato de pan rallado, sal y pimienta.

Forra una bandeja para hornear con papel para hornear y mantenla cerca para que puedas colocar tu pollo empanizado sobre ella.

Toma tus trozos de pollo y sumérgelos en el huevo, luego directamente en las migas de pan, volteando varias veces para cubrirlas completamente.

Coloca los trozos de pollo empanizados en tu bandeja forrada y mételos en el congelador.

Una vez congelado, divide los trozos de pollo entre tus 8 bolsas de congelador y apila en el congelador para almacenar hasta que sea necesario.

Para cocinar, simplemente precaliente tu horno a 356 grados Fahrenheit, coloca los trozos de pollo en una bandeja para hornear forrada y hornea durante unos 25 minutos o hasta que estén cocidos, sin necesidad de descongelarlos primero.

Arroz Integral Vegetariano Salteado con Pollo y Vegetales

Tiempo total: 30 minutos

Ingredientes:

2 pechugas de pollo grandes

Aceite de oliva

Sal y pimienta

1 cucharadita hojuelas de chile

1 ½ tazas de arroz integral seco

1 diente de ajo, molido

2 pimientos rojos, sin semillas, cortados en trozos pequeños

2 cebollines, finamente picadas

8 tallos de espárragos, cortadas en trozos pequeños (del mismo tamaño que los trozos de pimiento)

2 zanahorias, peladas y cortadas en trozos para que coincidan con los espárragos y los pimientos

2 cucharadas d aceite de oliva mezclado con 1 cucharada d salsa de soja

Modo de Preparación:

Precalienta el horno a 356 grados Fahrenheit y forra una bandeja para hornear con papel para hornear.

Coloca las pechugas de pollo en la bandeja y rocía con aceite de oliva, sal, pimienta y hojuelas de chile, mete en el horno durante aproximadamente 20 minutos o hasta que el pollo esté bien cocido.

Deja reposar el pollo unos minutos antes de cortarlo en trozos pequeños.

Cocina el arroz mientras se cocina el pollo: pon el arroz integral en una olla y añade 2 tazas de agua, coloca a fuego alto y hierve, reduce a fuego lento y cocina con la tapa puesta hasta que el agua haya desaparecido y el arroz está cocido.

Agrega el ajo, los pimientos, los cebollines, los espárragos y la zanahoria a la olla de arroz y agrega la mezcla de aceite de oliva y salsa de soya, sube el fuego y continúa revolviendo mientras las verduras se cocinan en el arroz; puedes usar un wok o sartén para este paso, ¡pero yo solo uso la olla en la que se cocinó el arroz para ahorrarme otro plato que lavar! Funciona perfectamente bien.

Agrega el pollo cocido picado a la olla, revuelve y deja enfriar antes de servir en tus recipientes, ¡cubre y almacena en el refrigerador o congelador hasta que sea necesario!

Rollos de Sushi de Quinua Preparados

Tiempo total: 25 minutos

Ingredientes:

1 taza de quinua

1 ½ tazas de agua

14 onzas de tofu firme, cortado en tiras

2 cucharadas de salsa de soya

1 cucharada aceite de ajonjolí

1 cucharada de miel

6 hojas de nori (algas de sushi)

2 cucharadas de semillas de ajonjolí, ligeramente tostadas en una sartén

1 pimiento rojo, sin semillas y en rodajas

1 zanahoria, pelada y cortada en tiras finas

Modo de Preparación:

Enjuaga bien la quinua en un colador para eliminar la capa externa amarga.

Lleva el agua a ebullición en una olla pequeña y agrega la quinua, revuelve para combinar, luego baja el fuego a fuego lento, tapa y cocina durante 12-15 minutos o hasta que el líquido haya desaparecido y la quinua esté suave.

Mientras se cocina la quinua, prepara el tofu: coloca la salsa de soya, el aceite de ajonjolí, la miel y el tofu en un sartén pequeño a fuego medio, cocina durante unos minutos hasta que estén dorados y cocidos, pon de lado.

Coloca las hojas de nori en una tabla grande, ten el tofu, quinua cocida, semillas de sésamo tostadas y verduras en rodajas cerca.

Extiende una capa delgada de quinua en cada hoja de nori, dejando un espacio de una pulgada de ancho en la parte superior de cada hoja.

Coloca el tofu, la zanahoria y los pimientos en una línea en el centro de la hoja de nori (horizontalmente).

Espolvorea las semillas de ajonjolí sobre el tofu y las verduras en cada hoja de nori.

Enrolla firmemente el sushi y sella los extremos con agua tibia.

No cortes aún, espera hasta que esté listo para comer para cortar justo antes de comer.

¡Empaca los rollos de sushi en tu recipiente y guárdalos en el refrigerador hasta que los necesites!

Brochetas de Cordero y Cebolla Roja

Tiempo total: 25 minutos

Ingredientes:

4 filetes de pierna de cordero, cortados en cubos

2 cebollas rojas, cortadas en 6 gajos cada una

2 cucharadas de aceite de oliva

Sal y pimienta, al gusto

8 palos de brocheta

Modo de Preparación:

Precalienta el horno a 400 grados Fahrenheit y forra una bandeja para hornear con papel para hornear.

Arma las brochetas alternando cordero y cebolla hasta que estén llenas (pero deja una pulgada a cada lado de las brochetas para que puedas recogerlas fácilmente).

Frota la cebolla y el cordero con aceite de oliva y espolvorea con sal y pimienta y colócalos en la bandeja.

Coloca la bandeja en el horno y hornea durante aproximadamente 20 minutos, girándola una vez, hasta que las cebollas estén cocidas y comiencen a dorarse, y el cordero esté cocido, pero todavía rosado por dentro.

Deja que las brochetas se enfríen un poco antes de guardarlos en un recipiente grande, cubriéndolos y almacenándolos en el refrigerador hasta que los necesites.

Hamburguesas Vegetarianas

Tiempo total: 25 minutos

Ingredientes:

5 champiñones Portobello, cortados en trozos pequeños

1 taza de granos de elote

1 taza de garbanzos, escurridos y enjuagados

2 huevos, ligeramente batidos

1 taza de harina de almendras

Gran puñado de perejil fresco, finamente picado

1 cucharada de comino molido

1 cucharada de cilantro molido

1 cucharada de chile en polvo

Sal y pimienta, al gusto

Modo de Preparación:

Precalienta el horno a 356 grados Fahrenheit y forra una bandeja para hornear con papel para hornear.

Coloca todos los ingredientes en un tazón grande y agrega una pizca de sal y pimienta.

Revuelve vigorosamente hasta que esté bien combinado.

Forma la mezcla en 8 carnes de hamburguesa grandes.

Coloca las hamburguesas en la bandeja para hornear y métalas en el horno.

Hornea durante unos 7 minutos por cada lado (solo saca la bandeja del horno y da vuelta las empanadas después de 7 minutos y luego vuelve a colocarlas durante otros 7) o hasta que estén bien cocidas y doradas por fuera.

Apila en un recipiente hermético y guárdalo en el refrigerador hasta que las necesites.

Sopa para Congelador (Calabaza Y Coco)

Tiempo total: 45 minutos

Ingredientes:

6 tazas de calabaza en cubos (sin piel, aproximadamente 1 calabaza mediana)

1 cebolla, finamente picada

2 zanahorias, cortadas en trozos

3 tazas (24fl oz.) de caldo de pollo

Sal y pimienta, al gusto

1 taza (8fl oz.) de leche de coco

Modo de Preparación:

Coloca la calabaza, la cebolla, las zanahorias, el caldo, la sal y la pimienta en una olla y hierve, reduce a fuego lento y cubre durante unos 25 minutos o hasta que las verduras estén suaves.

Con una batidora de mano, mezcla hasta que quede suave.

Agrega la leche de coco a la sopa, prueba y agrega más sal y pimienta si es necesario.

¡Deja que se enfríe un poco antes de verterlo en tus 6 recipientes, cubriéndolos y luego guardándolos en el congelador!

Recuerda etiquetar los recipientes con cinta adhesiva y un marcador para que puedas saber cuándo se hizo la sopa.

Simplemente saca del congelador la mañana del día en que deseas comer la sopa y déjalo descongelar en el fregadero de la cocina.

Ponlo en una olla o métele en el microondas en un tazón para calentar.

Guiso de Lentejas Picantes con Puré de Camote y Cilantro

Tiempo total: 40 minutos

Ingredientes:

Aceite de oliva

1 cebolla, finamente picada

1 cucharada de comino

1 cucharada de chile en polvo

1 cucharada de cilantro molido

1 lata (14 oz.) de tomates picados

2 latas (14 oz.) de lentejas marrones, escurridas

Sal y pimienta, al gusto

1 taza (8fl oz.) de caldo de pollo

2 batatas grandes, cortadas en cubos

Un puñado grande de cilantro, picado

Modo de Preparación:

Rocía un poco de aceite de oliva en una olla y colócalo a fuego medio.

Agrega la cebolla, el comino, el chile, el cilantro molido, los tomates, las lentejas, la sal y la pimienta, revuelve para combinar.

Agrega el caldo de pollo a la olla.

Permite que hierva a fuego lento durante unos 20 minutos hasta que esté espeso y rico.

Mientras el guiso de lentejas se cuece a fuego lento, cocina las batatas pinchándolas con un tenedor y cocinando en el microondas a temperatura ALTA durante incrementos de 1 minuto hasta que estén completamente suaves.

Corta las batatas cocidas en trozos y colócalas en un tazón (¡mantengo la piel, tiene nutrientes!), Agrega un poco de sal y pimienta y tritura con un tenedor.

Divide el puré de camote entre tus 6 recipientes y luego divide el guiso de lentejas entre los recipientes y vierte encima de los camotes.

Espolvorea con cilantro fresco, tapa y coloca en el refrigerador o congelador (o ambos, ¡congela 3, refrigera 3!) hasta que sea necesario.

Capítulo 9

Plan para Postres

Kebab de Frutas

Tiempo total: 30 minutos

Ingredientes:

3 manzanas

¼ de taza de jugo de naranja

1 ½ libras de melón

¾ de taza de arándanos

Modo de Preparación:

Usa un cortador de galletas en forma de estrella para cortar las estrellas de la manzana y la sandía.

Remoja las estrellas de manzana en jugo de naranja.

Ensarta las estrellas de manzana, las estrellas de sandía y los arándanos en brochetas.

Refrigera por 30 minutos antes de servir.

Mangos Asados

Tiempo total: 15 minutos

Ingredientes:

2 mangos, pelados y cortados en cubitos

2 cucharadas de hojuelas de coco

2 cucharaditas de jengibre cristalizado, picado

2 cucharaditas de ralladura de naranja

Modo de Preparación:

Precalienta tu horno a 350 grados F.

Pon los cubos de mango en tazas de crema pastelera.

Cubre con la ralladura de jengibre y naranja.

Hornea en el horno por 10 minutos.

Higos Con Yogurt

Tiempo total: 8 horas 5 minutos

Ingredientes:

8 onzas yogurt bajo en grasa

½ cucharada de vainilla

2 higos en rodajas

1 cucharada de nueces tostadas y picadas

Limón rallado

Modo de Preparación:

Refrigera el yogurt en un tazón por 8 horas.

Después de 8 horas, sácalos del refrigerador y agrega yogurt y vainilla.

Añade los higos.

Espolvorea nueces y ralladura de limón encima antes de servir.

Pops de Fresa y Sandía

Tiempo total: 6 horas 10 minutos

Ingredientes:

¾ de taza de fresas, en rodajas

2 tazas de sandía, en cubos

¼ taza de jugo de lima

2 cucharadas de azúcar morena

⅛ de cucharada de sal

Modo de Preparación:

Pon las fresas dentro de moldes de paletas.

En una licuadora, mezcla el resto de los ingredientes hasta que estén bien mezclados.

Vierte el puré en un colador antes de verterlo en los moldes.

Congelar por 6 horas.

Bolas de Canela y Almendras

Tiempo total: 15 minutos

Ingredientes:

1 cucharadita de canela

3 cucharadas de eritritol

1 ¼ taza de harina de almendras

1 taza de mantequilla de maní

Pizca de sal

Modo de Preparación:

Agrega todos los ingredientes en el tazón y mezcla bien.

Cubre y mete el tazón en la nevera durante 30 minutos.

Haz una bola pequeña de la mezcla del tamaño de un bocado y sirve.

Choco Frosty

Tiempo total: 10 minutos

Ingredientes:

1 cucharada de vainilla

8 gotas de Stevia líquida

2 cucharadas de cacao en polvo sin azúcar

1 cucharada de mantequilla de almendras

1 taza de crema espesa

Modo de Preparación:

Agrega todos los ingredientes en el tazón y bate con la batidora hasta que se formen picos suaves.

Mete en el refrigerador por 30 minutos.

Agrega la mezcla helada en una manga pastelera y vierte en vasos para servir.

Sirve y disfruta.

Brownies de Aguacate

Tiempo total: 45 minutos

Ingredientes:

2 aguacates, hechos puré

2 huevos

1 cucharadita de polvo de hornear

2 cucharadas de endulzante

1/3 de taza de chispas de chocolate derretidas

4 cucharadas de aceite de coco derretido

2/3 de taza de cacao en polvo sin azúcar

Modo de Preparación:

Precalienta el horno a 325 F.

En un tazón, mezcla todos los ingredientes secos.

En otro tazón, mezcla el aguacate y los huevos hasta que estén bien combinados.

Agrega lentamente la mezcla seca a la húmeda junto con el chocolate derretido y el aceite de coco. Mezclar bien.

Vierte la masa en un recipiente para hornear engrasad y hornea durante 30-35 minutos.

Corta y serve.

Sorbete de Mezcla de Bayas

Tiempo total: 0 minutos

Ingredientes:

½ taza de frambuesas congeladas

½ taza de moras congeladas

1 cucharadita de Stevia líquida

6 cucharadas de agua

Modo de Preparación:

Agrega todos los ingredientes en la licuadora y mezcla hasta que quede suave.

Vierte la mezcla mezclada en el recipiente y métela en el refrigerador hasta que se endurezca.

Servir frío y disfrutar.

Pudín de Almendras y Chía

Tiempo total: 10 minutos

Ingredientes:

2 cucharadas de almendras, tostadas y trituradas

1/3 de taza de semillas de Chía

½ cucharadita de vainilla

4 cucharadas de eritritol

¼ de taza de cacao en polvo sin azúcar

2 tazas de leche de almendras sin azúcar

Modo de Preparación:

Agrega la leche de almendras, vainilla, edulcorante y cacao en polvo en la licuadora y mezcla hasta que estén bien combinados.

Vierte la mezcla en el tazón.

Agrega las semillas de chía y bate por 1-2 minutos.

Vierte la mezcla de pudín en los tazones y métalos en el refrigerador durante 1-2 horas.

Cubre con almendras trituradas y sirve.

Galletas de Chocolate y Cacahuate

Tiempo total: 20 minutos

Ingredientes:

1 taza de mantequilla de maní

1 cucharadita de bicarbonato de sodio

2 cucharaditas de vainilla

1 cucharada de mantequilla derretida

2 huevos

2 cucharadas de cacao en polvo sin azúcar

2/3 de taza de eritritol

1 1/3 tazas de harina de almendras

Modo de Preparación:

Precalienta el horno a 350 F.

Añade todos los ingredientes al tazón y revuelve para combinar.

Haz bolas de 2 pulgadas de la mezcla y colócalas en una bandeja para hornear engrasada y presiona suavemente cada bola con un tenedor.

Hornea en el horno durante 8-10 minutos.

Servir y disfrutar.

Macarrón de Chocolate

Tiempo total: 30 minutos

Ingredientes:

1 cucharadita de vainilla

¼ de taza de aceite de coco

2 huevos

1/3 de taza de coco sin azúcar, rallado

1/3 de taza de eritritol

½ cucharadita de polvo de hornear

¼ taza de cacao en polvo sin azúcar

3 cucharadas de harina de coco

1 taza de harina de almendras

Pizca de sal

Modo de Preparación:

Agrega todos los ingredientes en el tazón y mezcle hasta que estén bien combinados.

Haz bolitas con la mezcla y colócalas en una bandeja para hornear engrasada.

Hornea a 350 F por 15-20 minutos.

Servir y disfrutar.

Helado de Moca

Tiempo total: 20 minutos

Ingredientes:

¼ de cucharadita de goma xantana

1 cucharada de café instantáneo

2 cucharadas de cacao en polvo sin azúcar

15 gotas de Stevia líquida

2 cucharadas de eritritol

¼ de taza de crema espesa

1 taza de leche de coco sin azúcar

Modo de Preparación:

Agrega todos los ingredientes excepto la goma de xantana en la licuadora y mezcle hasta que quede suave.

Agrega goma de xantana y mezcla hasta que la mezcla esté ligeramente espesa.

Vierte la mezcla en la máquina de helados y bate según las instrucciones de la máquina.

Servir frío y disfrutar.

Ensalada De Frutas

Tiempo total: 10 minutos

Ingredientes:

1 cucharadita de eritritol

1 cucharadita de jugo de limón

1 hoja de salvia picada

1 cucharada de arándanos

¼ de taza de fresas en rodajas

½ taza de frambuesas

½ taza de moras

Modo de Preparación:

Agrega todos los ingredientes en un tazón y mezcla bien.

Servir y disfrutar.

Pops de Zarzamora

Tiempo total: 20 minutos

Ingredientes:

1 cucharadita de Stevia líquida

½ taza de agua

1 hoja de salvia fresca

1 taza de moras

Modo de Preparación:

Agrega todos los ingredientes en la licuadora y mezcla hasta que quede suave.

Vierte la mezcla en los moldes de hielo y mételos en el refrigerador durante la noche.

Servir y disfrutar.

Banana Split de Mantequilla de Maní

Tiempo total: 10 minutos

Ingredientes:

6 platanos en rodajas

2 cucharadas de aceite de coco

4 cucharadas de mantequilla de maní

1 taza de chispas de chocolate

Para servir:

Crema batida sin lactosa

Golosinas sin lactosa congeladas

Cerezas marrasquino

Rodajas de fresa

Modo de Preparación:

Agrega las chispas de chocolate, el aceite de coco y la mantequilla de maní en un recipiente apto para microondas. Prende el microondas a temperatura alta durante aproximadamente un minuto. Batir bien. Si la mezcla no se derrite, Ponla por unos segundos más. Batir cada 5 segundos.

Divide las rodajas de plátano en 6 vasos o tazones.

Rocía la salsa de chocolate sobre los plátanos. Refrigera hasta su uso. Puede durar 2 días.

Para servir: Retira los vasos del refrigerador. Cubre con los ingredientes sugeridos y sirve.

Strudel de Manzana

Tiempo total: 20 minutos

Ingredientes:

2 paquetes de masa de hojaldre vegana (16 x 9 pulgadas cada uno)

1 ½ cucharaditas de canela molida

4 manzanas rojas, peladas, sin corazón, cortadas en rodajas finas con una rebanadora

Azúcar vegano en polvo, para espolvorear (opcional)

Modo de Preparación:

Espolvorea canela sobre la manzana y revuelve con las manos.

Desdobla la masa de hojaldre sobre tu mesa. Coloca las rodajas de manzana en la mitad de la masa. Dobla la otra mitad sobre el relleno. Presiona los bordes para sellar. Coloca en un recipiente hermético en el refrigerador. Puede durar 2 días.

Para servir: Horne en un horno precalentado a 350 ° F durante 15-20 minutos o hasta que se dore por encima.

Servir caliente o a temperatura ambiente.

Parfaits de Calabaza

Tiempo total: 10 minutos

Ingredientes:

4 tazas de yogurt de soya y vainilla

½ taza de azúcar morena o cruda (opcional)

½ cucharadita de nuez moscada molida

2 tazas de puré de calabaza

1 cucharadita de canela molida

¼ de cucharadita de jengibre molido (opcional)

Coberturas:

4 cuadrados de chocolate negro, derretido

8 galletas de jengibre, rotas

Hojas de menta

Modo de Preparación:

Agrega la calabaza, el yogurt, el azúcar, el jengibre, la canela y la nuez moscada en un tazón y mezcla hasta que el azúcar se disuelva por completo.

Divide en vasos. Refrigera hasta su uso. Puede durar 3 días.

Para servir: Cubre con los ingredientes sugeridos y sirve.

Bolas de Mantequilla de Maní

Tiempo total: 10 minutos

Ingredientes:

1/3 de taza de maní tostado

1 cucharada de cacao en polvo

3 cucharadas de avena arrollada

½ taza de dátiles medjool sin hueso

Modo de Preparación:

Agrega los ingredientes en el procesador de alimentos y pulse hasta que quede suave.

Agrega el resto de los ingredientes y pulse hasta que estén bien combinados.

Divide la mezcla en 8 porciones iguales y forma bolas. Colocar en un recipiente hermético y refrigerar hasta su uso. Puede durar una semana.

Para congelar: colocar en bolsas aptas para congelador y congelar hasta su uso. Puede durar 2 meses.

Helado de Higos, Coco y Moras

Tiempo total: 6 horas 20 minutos

Ingredientes:

20 higos frescos y maduros, picar cada uno en 8 pedazos

Jugo de Limón

Cáscara de limón, rallada

4 cucharaditas de jengibre, picado (opcional)

4 tazas de leche de coco

1 1/3 tazas de moras + extra para decorar

¾ de taza de agua

2/3 de taza de coco rallado seco, sin azúcar

1 taza de néctar de agave o al gusto

Unas hojas de bálsamo de limón

Modo de Preparación:

Coloca una cacerola a fuego medio. Agrega los higos, agua, ralladura de limón, coco seco y jengibre. Cuando comience a hervir, baja el fuego y cocina a fuego lento hasta que los higos estén tiernos.

Agrega moras y néctar de agave y cocina hasta que esté ligeramente espeso.

Apaga el fuego y deja enfriar completamente. Mezcla con una batidora de inmersión hasta que quede suave.

Agrega el resto de los ingredientes y mezcla durante unos segundos hasta que las frutas se corten en trozos pequeños. Verter en un tazón. Cubre y enfríe durante 4 a 6 horas.

Vierte en una máquina para hacer helados y bate el helado siguiendo las instrucciones del fabricante. Transfiere a un recipiente apto para congelador. Congelar hasta su uso.

Para servir: Retirar del congelador y colocar durante 10 minutos en la mesa antes de servir. Coloca el helado en tazones. Servir adornado con moras y bálsamo de limón

Tarta de Queso con Arándanos en Capas

Tiempo total: 1hora 10 minutos

Ingredientes:

Para la corteza:

1 taza de harina de almendras

1 taza de nueces crudas

6 datas, sin hueso

2 cucharaditas de canela molida

4 cucharadas de aceite de coco

½ cucharadita de sal kosher

Para rellenar:

4 tazas de anacardo crudo, remojados en agua durante 4-8 horas

½ taza de aceite de coco, derretido, enfriado

4 cucharadas de jugo de limón fresco

½ taza de arándanos congelados en seco

½ taza de leche de coco enlatada, agita bien la lata antes de verterla en la taza

2/3 de taza de jarabe de arce puro

2 cucharadas de extracto de vainilla o 1 cucharadita de vainilla en polvo

Para la capa de arándanos:

2 tazas de arándanos, frescos o congelados, descongelados si están congelados

2 cucharadas de semillas de chía

2 cucharadas de jugo de limón fresco

Modo de Preparación:

Engrasa 2 bandejas desmontables pequeñas con aceite de coco. Coloca en ellas tiras de papel pergamino.

Agrega todos los ingredientes de la corteza al procesador de alimentos y mezcla hasta que estén bien combinados y ligeramente pegajosos. No mezcles por mucho tiempo.

Divide la mezcla en los moldes preparados. Presiónala bien en el fondo del sartén.

Para hacer el relleno: agrega todos los ingredientes para el relleno en el procesador de alimentos y mezcla hasta que quede suave. Agrega más leche de coco si la mezcla no se suaviza mientras se licúa. Prueba y ajusta la dulzura si lo deseas. Pon a un lado aproximadamente 1/3 del relleno y agrega en un tazón. Añade los arándanos congelados en seco y mezcla bien. Dejar de lado.

Divide los 2/3 restantes del relleno en las 2 cortezas. Extiéndelo de manera uniforme.

Congelar por una hora.

Divide la mezcla de arándanos en la parte superior de ambas cortezas. Coloca las tartas de queso en el congelador.

Para hacer la capa de arándanos: Agrega todos los ingredientes para la capa de arándanos en la licuadora y mezcla hasta que quede suave.

Verter en la parte superior de las cortezas. Coloca las tartas de queso nuevamente en el congelador. Congelar hasta que esté firme. Puede durar una semana.

Servir congelado o descongelado. Cortar en gajos y servir.

Galletas de Fudge de Chocolate

Tiempo total: 30 minutos

Ingredientes:

2 plátanos maduros grandes, en rodajas

1 taza de mantequilla de maní o cualquier otra mantequilla de nuez de tu elección

Sal marina escamosa para espolvorear

1 taza de cacao en polvo

1 taza + 2 cucharadas de jarabe de arce

Modo de Preparación:

Agrega el plátano en un tazón. Con un tenedor, machácalos.

Agrega la mantequilla de maní, el jarabe de arce y el cacao en polvo. Mezclar hasta que esté bien combinado.

Coloca una hoja de papel pergamino en 1-2 bandejas grandes para hornear. Coloca una cucharada de la mezcla en diferentes partes. Deberías tener unas 28 galletas en total.

Hornea en un horno precalentado a 325 ° F durante 15 minutos. Retira del horno y espolvorea sal sobre las galletas. Dejar enfriar a temperatura ambiente. Transfiere a un recipiente hermético. Pueden durar de 10 a 12 días.

Tarta de Manzana

Tiempo total: 90 minutos

Ingredientes:

Para la corteza:

½ taza + 1 cucharada de harina de uso común

3 cucharadas de manteca vegana orgánica, cortada en cubos pequeños

1/8 de cucharadita de sal

2 cucharadas de agua helada

Para el llenado:

¼ de cucharadita de canela molida

½ cucharada de jugo de limón

½ cucharada de maicena

¼ de taza de azúcar morena

Para la cobertura:

¼ taza de avena arrollada

1 ½ cucharadas de azúcar morena

1 cucharada de manteca vegana orgánica

2 cucharadas de harina de uso común

¼ cucharadita de canela molida

Modo de Preparación:

Para hacer la corteza: Agrega la harina en un tazón. Añadir manteca fría. Partir la harina con un cortador de masa hasta que se formen migas.

Agrega agua helada, una cucharada a la vez y mezcla hasta que se forme una masa húmeda.

Forma un círculo de aproximadamente 4-5 pulgadas.

Toma una hoja de envoltura de plástico. Espolvorea un poco de harina. Coloca masa en el medio de la hoja y envuélvala completamente. Coloca en el refrigerador por un máximo de 2 días.

Retirar del refrigerador 15 minutos antes de preparar.

Para hacer el relleno: Agrega las manzanas, la azúcar morena, la canela y el jugo de limón en un tazón. Mezclar bien y reservar durante 15 minutos.

Espolvorea la maicena y revuelve hasta que esté bien cubierta.

Coloca una hoja de papel pergamino en tu mesa. Coloca la masa en el centro del papel pergamino. Cubre con otra hoja de papel pergamino. Enrolla con un rodillo hasta llegar aproximadamente de 6 a 7 pulgadas de diámetro. Retira con cuidado el papel de pergamino superior.

Levanta la masa junto con el papel de pergamino inferior, invierte cuidadosamente en un molde para pastel de 5 a 6 pulgadas. Presiona la masa en el molde.

Retira con cuidado el otro papel de pergamino.

Coloca el relleno en el molde para pastel. Extiéndelo por todo el molde.

Hornea en un horno precalentado a 375 ° F durante 15-20 minutos.

Para hacer la cobertura: agrega todos los ingredientes de la cobertura en un tazón. Córtalo en la harina usando una licuadora de repostería o un par de cuchillos hasta que se formen trozos más pequeños.

Luego use tus manos y mezcla hasta que la mezcla se desmorone. Espolvorea sobre la manzana que llena el pastel.

Hornea durante 30-40 minutos hasta que la parte superior esté dorada. Puede durar de 2 a 3 días. Colocar en un recipiente hermético a temperatura ambiente.

Cortar en rebanadas y servir.

Tazas de Chocolate con Caramelo Salado

Tiempo total: 10 minutos

Ingredientes:

½ taza de chispas de chocolate negro

3 cucharadas de salsa de caramelo vegano

1 cucharadita de aceite de coco

1/8 cucharadita de sal marina escamosa

Modo de Preparación:

Coloca los moldes desechables para magdalenas en un molde para panecillos de 6 espacios.

Agrega las chispas de chocolate y el aceite de coco en un recipiente apto para microondas. Calienta a temperatura alta durante unos 50 segundos. Batir bien. Si la mezcla no se derrite, colócala por unos segundos más. Batir cada 5 segundos.

Divide la mayor parte de la mezcla de chocolate entre los moldes para magdalenas. Usando el dorso de una cuchara, extiende uniformemente en la parte inferior y un poco en los lados de los moldes.

Congelar hasta que esté firme. Divide la salsa de caramelo entre los moldes para magdalenas. Rocía el chocolate restante sobre la capa de caramelo.

Refrigera hasta su uso. Puede durar una semana.

Helado de Menta y Aguacate Cremoso con Chispas de Chocolate

Tiempo total: 50 minutos

Ingredientes:

4 aguacates Hass medianos y grandes, pelados, sin hueso, picados en trozos

½ taza de mantequilla de coco o aceite de coco

2 cucharadas de extracto de menta

½ taza de chispas de chocolate

2 plátanos medianos, pelados, en rodajas

4 cucharadas de jarabe de arce o néctar de coco o néctar de agave

15-20 hojas de menta fresca (opcional)

Modo de Preparación:

Agrega todos los ingredientes excepto las chispas de chocolate en una licuadora y mezcla hasta que quede suave.

Verter en un recipiente apto para congelador. Congelar por una hora.

Retira el helado del congelador y bate bien. Vuele a congelar y a batir después de 30-40 minutos.

Repite el paso anterior 2-3 veces hasta que esté bien congelado sin cristales de hielo.

Agrega chispas de chocolate y revuelve cuando batas por última vez.

Brownie en Taza

Tiempo total: 6 minutos

Ingredientes:

2 huevos

1 cucharada de crema espesa

1 cucharada de proteína en polvo

1 cucharada de eritritol

¼ cucharadita de vainilla

Modo de Preparación:

Agregue todos los ingredientes en la taza y mezcla bien.

Coloca la taza en el microondas y calienta por 1 minuto.

Servir y disfrutar.

Helado de Mantequilla de Maní con Proteína

Tiempo total: 10 minutos

Ingredientes:

5 gotas de stevia líquida

2 cucharadas de crema espesa

2 cucharadas de mantequilla de maní

2 cucharadas de proteína en polvo

¾ de taza de requesón

Modo de Preparación:

Agregue todos los ingredientes en la licuadora y mezcla hasta que quede suave.

Vierte la mezcla mezclada en el recipiente y colócala en el refrigerador por 30 minutos.

Servir frío y disfrutar.

Budín de Frambuesa y Chía

Tiempo total: 10 minutos

Ingredientes:

¼ cucharadita de vainilla

¾ de taza de leche de almendras sin azúcar

1 cucharada de eritritol

2 cucharadas de proteínas de péptidos de colágeno

¼ de taza de semillas de chía

½ taza de frambuesas, en puré

Modo de Preparación:

Agrega todos los ingredientes en el tazón y revuelve hasta que estén bien combinados.

Coloque en el refrigerador durante la noche.

Servir frío y disfrutar.

Budín de Chía y Chocolate

Tiempo total: 30 minutos

Ingredientes:

½ taza de semillas de chía

½ cucharadita de vainilla

1/3 de taza de cacao en polvo sin azúcar

1 ½ tazas de leche de coco sin azúcar

Modo de Preparación:

Agrega todos los ingredientes en el tazón y mezcla bien.

Coloca el tazón en el refrigerador durante la noche.

Servir frío y disfrutar.

Bomba Proteínica de Tarta de Queso

Tiempo total: 20 minutos

Ingredientes:

8 onzas de queso crema

1 ½ cucharadita de vainilla

2 cucharadas de eritritol

4 oz de aceite de coco

4 onzas de crema espesa

Modo de Preparación:

Agrega todos los ingredientes en el tazón y bate usando la licuadora de inmersión hasta que esté cremoso.

Vierte la masa en el mini molde para magdalenas y colócala en el refrigerador hasta que esté lista.

Servir y disfrutar.

Helado de Matcha

Tiempo total: 30 minutos

Ingredientes:

½ cucharadita de vainilla

2 cucharadas de endulzante

1 cucharadita de polvo de matcha

1 taza de crema batida espesa

Modo de Preparación:

Agrega todos los ingredientes en el frasco de vidrio.

Sella el frasco con tapa y agita durante 4-5 minutos hasta que la mezcla se doble.

Coloca en el refrigerador por 3-4 horas.

Servir frío y disfrutar.

Duraznos a la Plancha

Tiempo total: 8 minutos

Ingredientes:

1 taza de vinagre balsámico

⅛ de cucharadita de canela molida

1 cucharada de miel

3 duraznos, sin hueso y en rodajas por la mitad

2 cucharaditas de aceite de oliva

6 jengibres, aplastados

Modo de Preparación:

Vierte el vinagre en una cacerola.

Llevarlo a punto de ebullición.

Baja el fuego y cocina a fuego lento durante 10 minutos.

Retirar de la estufa.

Agrega la canela y la miel.

Cubre los duraznos con aceite.

Asa los duraznos durante 2 a 3 minutos.

Rocía cada uno con jarabe.

Cubre con el jengibre.

Ensalada De Frutas

Tiempo total: 5 minutos

Ingredientes:

8 onzas de queso crema ligero

6 onzas de yogurt griego

1 cucharada de miel

1 cucharadita de ralladura de naranja

1 cucharadita de ralladura de limón

1 naranja, cortada en secciones

3 kiwis, pelados y en rodajas

1 mango, en cubos

1 taza de arándanos

Modo de Preparación:

Batir el queso crema con una batidora eléctrica.

Agregar el yogurt y la miel.

Batir hasta que quede suave.

Agrega la ralladura de naranja y limón.

Añade las frutas para mezclar.

Dividir en frascos de vidrio.

Cubre con la mezcla de queso crema.

Choco Banana Bites

Tiempo total: 2 horas 10 minutos

Ingredientes:

2 plátanos, cortados en rodajas

¼ taza de cubitos de chocolate negro

Modo de Preparación:

Derrite el chocolate en el microondas o en una cacerola a fuego medio.

Cubre cada rodaja de plátano con chocolate derretido.

Colocar en una sartén de metal.

Congelar por 2 horas.

Arándanos Con Yogurt

Tiempo total: 5 minutos

Ingredientes:

1 taza de yogurt griego sin grasa

¼ taza de arándanos

¼ taza de almendras

Modo de Preparación:

Agrega yogurt y arándanos en un procesador de alimentos.

Mezcla hasta que esté suave.

Cubre con almendras antes de servir.

Helado de Chocolate y Frambuesa

Tiempo total: 12 horas 20 minutos

Ingredientes:

¼ de taza de leche de almendras

2 yemas de huevo

2 cucharadas de maicena

¼ de taza de miel

¼ de cucharadita de extracto de almendras

⅛ de cucharadita de sal

1 taza de frambuesas frescas

2 onzas de chocolate negro picado

¼ taza de almendras, rebanadas y tostadas

Modo de Preparación:

Mezcla la leche de almendras, las yemas de huevo, la maicena y la miel en un tazón.

Verter en una cacerola a fuego medio.

Cocina por 8 minutos.

Colar con un colador.

Agrega la sal y el extracto de almendras.

Enfría por 8 horas.

Poner en una heladera.

Sigue las instrucciones del fabricante.

Agrega el resto de los ingredientes.

Congelar por 4 horas.

Pops de Mocha

Tiempo total: 4 minutos

Ingredientes:

3 tazas de café preparado

½ taza de jarabe con sabor a chocolate bajo en calorías

¾ taza mitad y mitad baja en grasa

Modo de Preparación:

Mezcla los ingredientes en un tazón.

Verter en moldes de paletas.

Congelar por 4 horas.

Capítulo 10

Plan de Bocadillos

Dip de Cangrejo

Tiempo de Preparación: 10 minutos

Tiempo de Cocción: 30 minutos

Porciones: 8

Ingredientes:

tiras de tocino, picadas

onzas de carne de cangrejo

½ taza de mayonesa

½ taza de crema agria

onzas de queso crema

chile poblano, picado

cucharadas de jugo de limón

Sal y pimienta negra, al gusto

dientes de ajo picados

cebollas verdes picadas

½ taza de queso parmesano + ½ taza de queso parmesano rallado

Modo de Preparación:

Calienta un sartén a fuego medio alto, agrega el tocino, cocina hasta que esté crujiente, transfiere a toallas de papel, pica y deja a un lado para que se enfríe.

En un tazón, mezcle la crema agria con queso crema y mayonesa y revuelve bien.

Agrega ½ taza de parmesano, chile poblano, tocino, cebolla verde, ajo y jugo de limón y revuelve nuevamente.

Agrega la carne de cangrejo, sal y pimienta y revuelve suavemente.

Viértelo en un recipiente para horno a prueba de calor, extiende el resto del parmesano, métalo en el horno y hornea a 350 grados F durante 20 minutos.

Sirve tu salsa tibia con un palo de pepino.

¡Disfruta!

Valor Nutricional:

Calorías 200, grasas 7, fibra 2, carbohidratos 4, proteína 6

Bolas de Espinaca Simples

Tiempo de Preparación: 10 minutos

Tiempo de Cocción: 12 minutos

Porciones: 30

Ingredientes:

cucharadas de manteca derretida

huevos

1 taza de harina de almendras

16 onzas de espinacas

1/3 de taza de queso feta, desmoronado

¼ de cucharadita de nuez moscada molida

1/3 de taza de parmesano rallado

Sal y pimienta negra, al gusto

1 cucharada de cebolla en polvo

cucharadas de crema batida

1 cucharadita de ajo en polvo

Modo de Preparación:

En la licuadora, añade las espinacas con manteca, huevos, harina de almendras, queso feta, parmesano, nuez moscada, crema batida, sal, pimienta, cebolla y ajo y mezcla muy bien.

Transfiere a un tazón y mantenlo en el congelador durante 10 minutos.

Forma 30 bolas de espinacas, ponlas en una bandeja para hornear forrada, introduce en el horno a 350 grados F y hornea durante 12 minutos.

Deja enfriar las bolas de espinacas y sirve como aperitivo de fiesta.

¡Disfruta!

Valor Nutricional:

Calorías 60, grasas 5, fibra 1, carbohidratos 0.7, proteína 2

Dip de Espinacas y Ajo

Tiempo de Preparación: 10 minutos

Tiempo de Cocción: 35 minutos

Porciones: 6

Ingredientes:

rebanadas de tocino

onzas de espinacas

½ taza de crema agria

onzas de queso crema, suave

1 y ½ cucharadas de perejil, picado

onzas de parmesano, rallado

1 cucharada de jugo de limón

Sal y pimienta negra, al gusto

1 cucharada de ajo, picado

Modo de Preparación:

Calienta un sartén a fuego medio, agrega el tocino, cocina hasta que esté crujiente, transfiere a toallas de papel, escurre la grasa, desmenuza y deja de lado en un tazón.

Calienta el mismo sartén con la grasa de tocino a fuego medio, agrega las espinacas, revuelve, cocina por 2 minutos y transfiere a un tazón.

En otro tazón, mezcla el queso crema con ajo, sal, pimienta, crema agria y perejil y revuelve bien.

Agrega el tocino y revuelve nuevamente.

Agrega el jugo de limón y las espinacas y revuelve todo.

Agrega el parmesano y revuelve nuevamente.

Dividir esto en moldes, introducir en el horno a 350 grados f y hornear durante 25 minutos.

Enciende la estufa para asar y asa por 4 minutos más.

Servir con galletas saladas.

¡Disfruta!

Valor Nutricional:

Calorías 345, grasas 12, fibra 3, carbohidratos 6, proteína 11

Aperitivo de Champiñones

Tiempo de Preparación: 10 minutos

Tiempo de Cocción: 20 minutos

Porciones: 5

Ingredientes:

¼ taza de mayonesa

1 cucharadita de ajo en polvo

1 cebolla amarilla pequeña, picada

24 onzas de champiñones blancos

Sal y pimienta negra, al gusto

1 cucharadita de curry en polvo

onzas de queso crema, suave

¼ taza de crema agria

½ taza de queso mexicano, rallado

1 taza de camarones, cocidos, pelados, desvenados y picados

Modo de Preparación:

En un tazón, mezcla mayonesa con ajo en polvo, cebolla, curry en polvo, queso crema, crema agria, queso mexicano, camarones, sal y pimienta al gusto y mezcla bien.

Rellena los champiñones con esta mezcla, colócalos en una bandeja para hornear y cocina en el horno a 350 grados F durante 20 minutos.

Emplata y sirve.

¡Disfruta!

Valor Nutricional:

Calorías 244, grasas 20, fibra 3, carbohidratos 7, proteína 14

Palitos de Pan Simples

Tiempo de Preparación: 10 minutos

Tiempo de Cocción: 15 minutos

Porciones: 24

Ingredientes:

cucharadas de queso crema, suave

1 cucharada de polvo de psyllium

¾ taza de harina de almendras

tazas de queso mozzarella, derretido por 30 segundos en el microondas

1 cucharadita de levadura en polvo

1 huevo

cucharadas de condimento italiano

Sal y pimienta negra, al gusto

onzas de queso cheddar rallado

1 cucharadita de cebolla en polvo

Modo de Preparación:

En un tazón, mezcla el polvo de psyllium con harina de almendras, polvo de hornear, sal y pimienta y bate.

Agrega queso crema, mozzarella derretida y huevo y revuelve con las manos hasta obtener una masa.

Extiende esto en una bandeja para hornear y córtalo en 24 palitos.

Espolvorea cebolla en polvo y condimento italiano sobre ellos.

Cubrir con queso cheddar, introducir en el horno a 350 grados F y hornear durante 15 minutos.

¡Sírvelos como un snack keto!

¡Disfruta!

Valor Nutricional:

Calorías 245, grasas 12, fibra 5, carbohidratos 3, proteína 14

Albóndigas Italianas

Tiempo de Preparación: 10 minutos

Tiempo de Cocción: 6 minutos

Porciones: 16

Ingredientes:

1 huevo

Sal y pimienta negra, al gusto

¼ taza de harina de almendras

1 libra de carne de pavo, molida

½ cucharadita de ajo en polvo

cucharadas de tomates secados al sol, picados

½ taza de queso mozzarella, rallado

cucharadas de aceite de oliva

cucharada de albahaca picada

Modo de Preparación:

En un tazón, mezcla el pavo con sal, pimienta, huevo, harina de almendras, ajo en polvo, tomates secos, mozzarella y albahaca y revuelve bien.

Forma 12 albóndigas, calienta un sartén con el aceite a fuego medio alto, deja caer las albóndigas y cocínalas durante 2 minutos por cada lado.

Emplata y sirva.

¡Disfruta!

Valor Nutricional:

Calorías 80, grasas 6, fibra 3, carbohidratos 5, proteína 7

Alitas de Parmesano

Tiempo de Preparación: 10 minutos

Tiempo de Cocción: 24 minutos

Porciones: 6

Ingredientes:

libra de alitas de pollo, cortadas en mitades

Sal y pimienta negra, al gusto

½ cucharadita de condimento italiano

cucharadas de manteca

½ taza de queso parmesano rallado

Una pizca de hojuelas de pimiento rojo, triturado

1 cucharadita de ajo en polvo

1 huevo

Modo de Preparación:

Coloca las alitas de pollo en una bandeja para hornear forrada, introduce en el horno a 425 grados F y hornea durante 17 minutos.

Mientras tanto, en la licuadora, mezcla ghee con queso, huevo, sal, pimienta, hojuelas de pimienta, ajo en polvo y condimento italiano y mezcla muy bien.

Saca las alitas de pollo del horno, voltéalas, enciende el horno para asar y asar por 5 minutos más.

Saca nuevamente los trozos de pollo del horno, vierte la salsa sobre ellos, revuelve para cubrir bien y asa por 1 minuto más.

Sirve como un rápido aperitivo keto.

¡Disfruta!

Valor Nutricional:

Calorías 134, grasas 8, fibra 1, carbohidratos 0.5, proteína 14

Palitos de Queso

Tiempo de Preparación: 1 hora 10 minutos

Tiempo de Cocción: 20 minutos

Porciones: 16

Ingredientes:

huevos batidos

Sal y pimienta negra, al gusto

hilos de queso mozzarella, cortados en mitades

1 taza de parmesano, rallado

1 cucharada de condimento italiano

½ taza de aceite de oliva

1 diente de ajo picado

Modo de Preparación:

En un tazón, mezcla el parmesano con sal, pimienta, condimento italiano y ajo y revuelve bien.

Pon los huevos batidos en otro tazón.

Sumerge los palitos de mozzarella en la mezcla de huevo y luego en la mezcla de queso.

Vuelve a sumergirlos en el huevo y en la mezcla de parmesano y guárdalos en el congelador durante 1 hora.

Calienta una sartén con el aceite a fuego medio-alto, agrega palitos de queso, fríelos hasta que estén doradas por un lado, voltea y cocina de la misma manera en el otro lado.

Acomódalos en una fuente y sirva.

¡Disfruta!

Valor Nutricional:

Calorías 140, grasas 5, fibra 1, carbohidratos 3, proteína 4

Sabrosos Palitos de Brócoli

Tiempo de Preparación: 10 minutos

Tiempo de Cocción: 20 minutos

Porciones: 20

Ingredientes:

1 huevo

tazas de floretes de brócoli

1/3 taza de queso cheddar, rallado

¼ taza de cebolla amarilla, picada

1/3 taza de pan, rallado

1/3 taza de pan rallado italiano

cucharadas de perejil picado

Una llovizna de aceite de oliva

Sal y pimienta negra, al gusto

Modo de Preparación:

Calienta una olla con agua a fuego medio, agrega el brócoli, cocina al vapor durante 1 minuto, escúrrelo, córtalo y ponlo en un tazón.

Agrega huevo, queso cheddar, pan rallado y pan rallado italiano, sal, pimienta y perejil y revuelve todo bien.

Forma palitos de esta mezcla con las manos y colócalos en una bandeja para hornear que hayas engrasado con un poco de aceite de oliva.

Introducir en el horno a 400 grados F y hornear durante 20 minutos.

Emplata y sirve.

¡Disfruta!

Valor Nutricional:

Calorías 100, grasas 4, fibra 2, carbohidratos 7, proteína 7

Placer de Tocino

Tiempo de Preparación: 15 minutos

Tiempo de Cocción: 1 hora 20 minutos

Porciones: 16

Ingredientes:

½ cucharadita de canela molida

cucharadas de eritritol

16 rebanadas de tocino

1 cucharada de aceite de coco

onzas de chocolate negro

1 cucharadita de extracto de arce

Modo de Preparación:

En un tazón, mezcla la canela con el eritritol y revuelve.

Coloca las rebanadas de tocino en una bandeja para hornear forrada y espolvorea la mezcla de canela sobre ellas.

Voltea las rebanadas de tocino y espolvorea la mezcla de canela sobre ellas nuevamente.

Introducir en el horno a 275 grados F y hornear durante 1 hora.

Calienta una olla con el aceite a fuego medio, agrega chocolate y revuelve hasta que se derrita.

Agrega el extracto de arce, revuelve, quita del fuego y deja enfriar un poco.

Saca las tiras de tocino del horno, déjalas enfriar, sumérgelas en una mezcla de chocolate, colócalas en papel pergamino y déjalas enfriar por completo.

Servir frío.

¡Disfruta!

Valor Nutricional:

Calorías 150, grasas 4, fibra 0.4, carbohidratos 1.1, proteína 3

Tacos en Taza

Tiempo de Preparación: 10 minutos

Tiempo de Cocción: 40 minutos

Porciones: 30

Ingredientes:

1 libra de carne molida

tazas de queso cheddar, rallado

¼ taza de agua

Sal y pimienta negra, al gusto

cucharadas de comino

cucharadas de chile en polvo

Pico de gallo para servir

Modo de Preparación:

Divide cucharadas de queso parmesano en una bandeja para hornear forrada, introduce en el horno a 350 grados F y hornea durante 7 minutos.

Deja que el queso se enfríe durante 1 minuto, transfiérelos a mini moldes para magdalenas y forma copas.

Mientras tanto, calienta un sartén a fuego medio alto, agrega la carne, revuelva y cocina hasta que se dore.

Agrega el agua, sal, pimienta, comino y chile en polvo, revuelve y cocina por 5 minutos más.

Divide en tazas de queso, cubre con pico de gallo, emplata y sirve.

¡Disfruta!

Valor Nutricional:

Calorías 140, grasas 6, fibra 0, carbohidratos 6, proteína 15

Sabrosos Rollos de Huevo con Pollo

Tiempo de Preparación: 2 horas 10 minutos

Tiempo de Cocción: 15 minutos

Porciones: 12

Ingredientes:

onzas de queso azul

tazas de pollo cocido y finamente picado

Sal y pimienta negra, al gusto

cebollas verdes picadas

tallos de apio finamente picados

½ taza de salsa de tomate

½ cucharadita de eritritol

Envolturas de rollos de huevo

Aceite vegetal

Modo de Preparación:

En un tazón, mezcla la carne de pollo con queso azul, sal, pimienta, cebolla verde, apio, salsa de tomate y edulcorante, revuelve bien y mantener en la nevera durante 2 horas.

Coloca envolturas de huevo en una superficie de trabajo, divide la mezcla de pollo en ellas, enrolla y sella los bordes.

Calienta una sartén con aceite vegetal a fuego medio alto, agrega rollos de huevo, cocina hasta que estén dorados, voltea y cocina por el otro lado también.

Organizar en un plato y servirlos.

¡Disfruta!

Valor Nutricional:

Calorías 220, grasas 7, fibra 2, carbohidratos 6, proteína 10

Patatas Fritas de Halloumi

Tiempo de Preparación: 10 minutos

Tiempo de Cocción: 5 minutos

Porciones: 4

Ingredientes:

1 taza de salsa marinara

onzas de queso halloumi, secas y cortadas en forma de papas fritas

onzas de grasa

Modo de Preparación:

Calienta una sartén con la grasa fuego medio alto.

Agrega trozos de halloumi, cubre, cocina durante 2 minutos por cada lado y transfiéralos a toallas de papel.

Escurre el exceso de grasa, transfiérelos a un tazón y sirve con salsa marinara a un lado.

¡Disfruta!

Valor Nutricional:

Calorías 200, grasas 16, fibra 1, carbohidratos 1, proteína 13

Patatas Fritas de Jalapeño

Tiempo de Preparación: 10 minutos

Tiempo de Cocción: 25 minutos

Porciones: 20

Ingredientes:

cucharadas de aceite de oliva

jalapeños, en rodajas

onzas de queso parmesano, rallado

½ cucharadita de cebolla en polvo

Sal y pimienta negra, al gusto

Salsa Tabasco para servir

Modo de Preparación:

En un tazón, mezcla las rodajas de jalapeño con sal, pimienta, aceite y cebolla en polvo, revuelve para cubrir y extiende sobre una bandeja para hornear forrada.

Introducir en el horno a 450 grados F y hornear durante 15 minutos.

Saca las rebanadas de jalapeño del horno, deja que se enfríen.

En un tazón, mezcla las rodajas de pimiento con el queso y presiona bien.

Coloca todas las rebanadas en otra bandeja para hornear forrada, vuelve a introducirlas en el horno y hornea por 10 minutos más.

Deja que los jalapeños se enfríen, colócalos en un plato y sírvelos con la salsa Tabasco a un lado.

¡Disfruta!

Valor Nutricional:

Calorías 50, grasas 3, fibra 0.1, carbohidratos 0.3, proteína 2

Deliciosas Tazas de Pepino

Tiempo de Preparación: 10 minutos

Tiempo de Cocción: 0 minutos

Porciones: 24

Ingredientes:

pepinos, pelados, cortados en rodajas de ¾ de pulgada y algunas de las semillas removidas

½ taza de crema agria

Sal y pimienta blanca, al gusto

onzas de salmón ahumado, en copos

1/3 taza de cilantro, picado

cucharaditas de jugo de lima

1 cucharada de ralladura de lima

Una pizca de pimienta de cayena

Modo de Preparación:

En un tazón mezcla el salmón con sal, pimienta, cayena, crema agria, jugo de lima y ralladura y cilantro y revuelve bien.

Llena cada taza de pepino con esta mezcla de salmón, coloca en un plato y sirve como aperitivo keto.

¡Disfruta!

Valor Nutricional:

Calorías 30, grasas 11, fibra 1, carbohidratos 1, proteína 2

Ensalada de Caviar

Tiempo de Preparación: 6 minutos

Tiempo de Cocción: 0 minutos

Porciones: 16

Ingredientes:

huevos duros, pelados y machacados con un tenedor

onzas de caviar negro

onzas de caviar rojo

Sal y pimienta negra, al gusto

1 cebolla amarilla, finamente picada

¾ taza de mayonesa

Algunas rebanadas de pan tostado para servir

Modo de Preparación:

En un tazón, mezcla el puré de huevos con mayonesa, sal, pimienta y cebolla y revuelve bien.

Extiende la ensalada de huevos sobre rebanadas de baguette tostadas y cubre cada una con caviar.

¡Disfruta!

Valor Nutricional:

Calorías 122, grasas 8, fibra 1, carbohidratos 4, proteína 7

Kebabs Marinados

Tiempo de Preparación: 20 minutos

Tiempo de Cocción: 10 minutos

Porciones: 6

Ingredientes:

1 pimiento rojo, cortado en trozos

1 pimiento verde, cortado en trozos

1 pimiento naranja, cortado en trozos

libras de filete de solomillo, cortado en cubos medianos

dientes de ajo, picados

1 cebolla roja, cortada en trozos

Sal y pimienta negra, al gusto

cucharadas de mostaza Dijon

y ½ cucharadas de salsa Worcestershire

¼ de taza de salsa de tamari

¼ de taza de jugo de limón

½ taza de aceite de oliva

Modo de Preparación:

En un tazón, mezcla la salsa Worcestershire con sal, pimienta, ajo, mostaza, tamari, jugo de limón y aceite y bate muy bien.

Agrega carne de res, pimientos y trozos de cebolla a esta mezcla, revuelve para cubrir y deja de lado por unos minutos.

Acomoda el pimiento, los cubos de carne y los trozos de cebolla en brochetas con los colores alternos, colca en tu parrilla precalentada a fuego medio-alto, cocina por 5 minutos por cada lado, emplata y sirve como aperitivo keto de verano.

¡Disfruta!

Valor Nutricional:

Calorías 246, grasas 12, fibra 1, carbohidratos 4, proteína 26

Simples Rollos de Calabacín

Tiempo de Preparación: 10 minutos

Tiempo de Cocción: 5 minutos

Porciones: 24

Ingredientes:

cucharadas de aceite de oliva

calabacines, en rodajas finas

24 hojas de albahaca

cucharadas de menta picada

1 y 1/3 taza de queso ricotta

Sal y pimienta negr,a al gusto

¼ taza de albahaca picada

Salsa de tomate para servir

Modo de Preparación:

Cepilla las rodajas de calabacín con el aceite de oliva, sazonar con sal y pimienta por ambos lados, coloca en la parrilla precalentada a fuego medio, cocínalas durante 2 minutos, voltea y cocina por otros 2 minutos.

Coloca las rodajas de calabacín en un plato y déjalo de lado por ahora.

En un tazón, mezcla la ricotta con albahaca picada, menta, sal y pimienta y revuelve bien.

Extiende esto sobre rodajas de calabacín, divide también hojas enteras de albahaca, enrolla y sirve como aperitivo con un poco de salsa de tomate a un lado.

¡Disfruta!

Valor Nutricional:

Calorías 40, grasas 3, fibra 0.3, carbohidratos 1, proteína 2

Simples Galletas Verdes

Tiempo de Preparación: 10 minutos

Tiempo de Cocción: 24 horas

Porciones: 6

Ingredientes:

tazas de semillas de linaza, molidas

tazas de semillas de linaza, remojadas durante la noche y escurridas

col rizada, picada

1 manojo de albahaca, picada

½ manojo de apio, picado

dientes de ajo, picados

1/3 taza de aceite de oliva

Modo de Preparación:

En su procesador de alimentos mezcla la linaza molida con apio, col rizada, albahaca y ajo y mezcla bien.

Agrega aceite y semillas de linaza empapadas y mezcla nuevamente.

Extiende esto en una bandeja, corta en galletas medianas, introduce en tu deshidratador y seca durante 24 horas a 115 grados F, girándolos a la mitad.

Acomódalos en un plato y sirve.

¡Disfruta!

Valor Nutricional:

Calorías 100, grasas 1, fibra 2, carbohidratos 1, proteína 4

Terrina de Queso y Pesto

Tiempo de Preparación: 30 minutos

Tiempo de Cocción: 0 minutos

Porciones: 10

Ingredientes:

½ taza de crema espesa

onzas de queso de cabra, desmenuzado

cucharadas de pesto de albahaca

Sal y pimienta negra, al gusto

tomates secados al sol, picados

¼ taza de piñones, tostados y picados

1 cucharada de piñones tostados y picados

Modo de Preparación:

En un tazón, mezcla el queso de cabra con la crema espesa, la sal y la pimienta y revuelve con la batidora.

Coloca la mitad de esta mezcla en un tazón forrado y extiende.

Agrega pesto en la parte superior y también extiéndelo.

Agrega otra capa de queso, luego agrega tomates secados al sol y ¼ de taza de piñones.

Extiende una última capa de queso y cubre con 1 cucharada de piñones.

Mantener en el refrigerador por un tiempo, voltear en un plato y servir.

¡Disfruta!

Valor Nutricional:

Calorías 240, grasas 12, fibra 3, carbohidratos 5, proteína 12

Salsa de Aguacate

Tiempo de Preparación: 10 minutos

Tiempo de Cocción: 0 minutos

Porciones: 4

Ingredientes:

1 cebolla roja pequeña, picada

aguacates, sin hueso, pelados y picados

chile jalapeño picado

Sal y pimienta negra, al gusto

cucharadas de comino en polvo

cucharadas de jugo de lima

½ tomate picado

Modo de Preparación:

En un tazón, mezcle la cebolla con aguacates, pimientos, sal, pimienta negra, comino, jugo de lima y trozos de tomate y revuelve bien.

Transfiere esto a un tazón y sirve con rebanadas de baguette tostadas como aperitivo keto.

¡Disfruta!

Valor Nutricional:

Calorías 120, grasas 2, fibra 2, carbohidratos 0.4, proteína 4

Sabrosas Chips de Huevo

Tiempo de Preparación: 5 minutos

Tiempo de Cocción: 10 minutos

Porciones: 2

Ingredientes:

½ cucharada de agua

cucharadas de queso parmesano, rallado

claras de huevo

Sal y pimienta negra, al gusto

Modo de Preparación:

En un tazón, mezcla las claras de huevo con sal, pimienta y agua y bate bien.

Vierte esto en un molde para muffins, espolvorea queso encima, métID en el horno a 400 grados F y hornea por 15 minutos.

Transfiera las chips de clara de huevo a un plato y sirve con una salsa keto a un lado.

¡Disfruta!

Valor Nutricional:

Calorías 120, grasas 2, fibra 1, carbohidratos 2, proteína 7

Chips de Lima y Chile

Tiempo de Preparación: 10 minutos

Tiempo de Cocción: 20 minutos

Porciones: 4

Ingredientes:

1 taza de harina de almendras

Sal y pimienta negra, al gusto

1 y ½ cucharaditas de ralladura de lima

1 cucharadita de jugo de lima

1 huevo

Modo de Preparación:

En un tazón, mezcla la harina de almendras con la ralladura de lima, el jugo de lima y la sal y revuelve.

Agrega el huevo y bate bien nuevamente.

Divide esto en 4 partes, enrolla cada una en una bola y luego extiende bien con un rodillo.

Corta cada uno en 6 triángulos, colócalos en una bandeja para hornear forrada, métatelos en el horno a 350 grados F y hornea por 20 minutos.

¡Disfruta!

Valor Nutricional:

Calorías 90, grasas 1, fibra 1, carbohidratos 0.6, proteína 3

Dip de Alcachofa

Tiempo de Preparación: 10 minutos

Tiempo de Cocción: 15 minutos

Porciones: 16

Ingredientes:

¼ de taza de crema agria

¼ de taza de crema espesa

¼ de taza de mayonesa

¼ de taza de chalota picada

1 cucharada de aceite de oliva

dientes de ajo, picados

onzas de queso crema

½ taza de queso parmesano, rallado

1 taza de queso mozzarella, rallado

onzas de queso feta, desmoronado

1 cucharada de vinagre balsámico

28 onzas de corazones de alcachofas en conserva, picados

Sal y pimienta negra, al gusto

onzas de espinacas, picadas

Modo de Preparación:

Calienta una sartén con el aceite a fuego medio, agrega la chalota y el ajo, revuelve y cocina por 3 minutos.

Agrega la crema espesa y el queso crema y revuelve.

También agrega crema agria, parmesano, mayonesa, queso feta y queso mozzarella, revuelve y reduce el fuego.

Agrega la alcachofa, las espinacas, la sal, la pimienta y el vinagre, revuelve bien, retire del fuego y transfiere a un tazón.

Sirve como un sabroso dip keto.

¡Disfruta!

Valor Nutricional:

Calorías 144, grasas 12, fibra 2, carbohidratos 5, proteína 5

Dedos de Queso al Perejil al Horno

Tiempo de Preparación: 15 minutos

Porciones: 2-4

Ingredientes:

1 taza de chicharrones triturados

1 huevo

1 cucharada de perejil seco

1 libra de queso cheddar, cortado en palitos

Modo de Preparación:

Precalienta el horno a 350 F y forra una bandeja para hornear con papel pergamino. Combina el chicharrón y el perejil en un tazón para mezclar de manera uniforme. Batir el huevo en otro tazón.

Cubre los palitos de queso en el huevo y luego, generosamente empaniza en la mezcla de chicharrón. Poner en la bandeja para hornear. Hornea durante 4 a 5 minutos, saca, deja enfriar durante 2 minutos y sirve con salsa marinara.

Valor Nutricional:

Calorías 213, grasas 19.5g, carbohidratos netos 1.5 g, proteína 8.7 g

Conclusión

Una vez que aprendas a preparar la comida, ¡nunca querrás volver a no hacerlo! Tener paquetes de alimentos frescos y saludables guardados en el refrigerador y el congelador, listos para comer, es una sensación satisfactoria y gratificante. Si estas recetas no encajan con tu dieta particular para bajar de peso, ¡simplemente modifícalas hasta que los macronutrientes estén donde quieres que estén! ¿Menos carbohidratos? Sin preocupaciones. ¿Más proteínas? Fácil. Simplemente descarga una aplicación de conteo de calorías, añade las recetas y cambia algunas cosas para alcanzar los números deseados.

¡Siempre recuerda preparar las comidas que **quieres comer**! En mi opinión, los mejores alimentos son saludables y deliciosos, y una vez que alcanzas ese dulce punto puedes perder peso sin siquiera darte cuenta de que has cambiado tu dieta. Estarás tan satisfecho y lleno con tus deliciosos alimentos llenos de nutrientes que no tendrás esa horrible sensación de privación y antojo que viene con muchas dietas estrictas.

Tómate un día y ve a comprar envases, aceites, especias, productos no perecederos, cinta adhesiva y cuchillos para etiquetar, un diario para planificar tus comidas y días de preparación, y ponlo todo en una caja bonita y que ahorre espacio.

¡Haz que tus sesiones de preparación sean divertidas y relajantes, tal como deberían ser! Mereces disfrutar de tu vida, tu dieta y tu cocina.

¡Buena suerte y diviértete!